Brigitte Ballauf

Atemwegserkrankungen bei Hund und Katze

W0049342

VET special

Atemwegserkrankungen bei Hund und Katze

Brigitte Ballauf

20 Abbildungen
4 Tabellen

Gustav Fischer Verlag
Jena · Stuttgart 1996

Anschrift der Verfasserin

Dr. med. vet. **Brigitte Ballauf**
I. Medizinische Tierklinik der
Ludwig-Maximilians-Universität München
(Vorstand: Prof. Dr. W. Kraft)
Veterinärstraße 13
80539 München

Die Deutsche Bibliothek — CIP-Einheitsaufnahme

Ballauf, Brigitte:
Atemwegserkrankungen bei Hund und Katze : 4 Tabellen /
Brigitte Ballauf. — Jena ; Stuttgart : G. Fischer, 1996
    (VET special)
    ISBN 3-334-61002-0

© Gustav Fischer Verlag Jena, 1996
Villengang 2, 07745 Jena
Das Werk einschließlich aller seiner Teile ist urheberrechtlich geschützt.
Jede Verwertung außerhalb der engen Grenzen des Urheberrechtsgeset-
zes ist ohne Zustimmung des Verlages unzulässig und strafbar. Das gilt
insbesondere für Vervielfältigungen, Übersetzungen, Mikroverfilmungen
und die Einspeicherung und Verarbeitung in elektronischen Systemen.

Lektor: Dr. Dr. Roland Itterheim
Gesamtherstellung: Druckhaus Köthen GmbH
Printed in Germany

ISSN 0946-0128
ISBN 3-334-61002-0

Vorwort

Erkrankungen der Atemwege stellen bei Hund und Katze in der
täglichen Praxis eine große Herausforderung hinsichtlich der Diagnostik, der Differentialdiagnose und nicht zuletzt der Therapie
dar. Dieser Band versucht deshalb, eine Orientierungshilfe und
kurze Übersicht bezüglich der wichtigsten Krankheitsbilder im
Atemwegsbereich beim Kleintier für den in der Praxis tätigen Tierarzt und die Studenten der Veterinärmedizin zu vermitteln. Auf die
ebenfalls mit erheblichen Einschränkungen der Atemfunktion einhergehenden Erkrankungen des Pleuralraumes konnte dabei aus
Platzmangel nicht eingegangen werden. Neben Hinweisen zum
diagnostischen Procedere wird insbesondere Wert auf therapeutische Maßnahmen gelegt. Zur schnellen Übersicht hinsichtlich der
Einsatzgebiete der einzelnen Medikamente und deren Dosierung
dienen die den jeweiligen Kapiteln angegliederten Tabellen. Obgleich bei der Auswahl der Medikamente und der Wiedergabe der
therapeutischen Dosierungen neueste wissenschaftliche Erkenntnisse zugrunde gelegt wurden, wird der Benutzer angehalten,
seine Verordnungen jeweils selbst zu überprüfen. Endoskopische
Bilder aus dem Respirationstrakt sowie die Darstellung zytologischer Präparate sollen die geschilderten Befunde illustrieren.
Für die Überlassung der Endoskopiebilder, die in der I. Medizini-
schen Tierklinik der LMU München hergestellt wurden, danke ich
Herrn Prof. Dr. W. Kraft sehr herzlich. Die Abbildungen 6 und 7
wurden mir freundlicherweise von Frau Prof. Dr. U. Matis, Chirurgische Tierklinik der LMU München, zur Verfügung gestellt, der
ebenfalls mein Dank gilt. Dr. Markus Tassani-Prell danke ich für

die freundliche Hilfe und Beratung zur Thematik Röntgen und Computertomographie.
Mein besonderer Dank gilt Herrn Dr. Dr. R. Itterheim für die angenehme und anregende Zusammenarbeit von der Besprechung der Thematik bis hin zur Drucklegung des Manuskriptes. Auch dem Verlag sei gedankt für Druck und Ausstattung des Bandes.

München, im Februar 1996   Die Verfasserin

Inhaltsverzeichnis

1. Spezielle Untersuchungs- methoden für die Diagnostik im Bereich der Atemwege

1.1 Spezielle klinische Untersuchung

1.1.1 Klinische Untersuchung der Nase und der Nasennebenhöhlen

Die klinische Untersuchung der Nase und ihrer Nebenorgane bei Hund und Katze gibt dem Tierarzt neben der Anamnese erste Informationen zum Krankheitsverlauf, ohne in der Regel sofort zu einer ätiologischen Diagnose zu führen. Dennoch sollte eine gründlich vorgenommene klinische Untersuchung in keinem Fall versäumt werden.

Zunächst wird der Gesichtsschädel des Tieres als Ganzes beurteilt, wobei insbesondere auf Abweichungen von der physiologischen ·Symmetrie im Weichteil- und Knochenbereich geachtet wird. Dazu wird der Kopf des Hundes oder der Katze von beiden Seiten sowie frontal betrachtet. Umfangsvermehrungen, lytische Prozesse am Knochen mit Substanzverlusten sowie eventuell vorhandene Lähmungserscheinungen an den Gesichtsnerven können auf diese Weise am besten erfaßt werden. Speziell dem Nasenspiegel sollte hinsichtlich seiner Symmetrie besondere Aufmerksamkeit geschenkt werden. Unter Zuhilfenahme eines Spiegels wird der gleichmäßige Luftaustritt aus beiden Nasenöffnungen überprüft. Auch auf Entzündungserscheinungen (Pigmentverluste, Schwellungen, Erosionen, Ulzera, Krustenbildung, Ausfluß hinsichtlich Konsistenz, Farbe, Geruch und Beimengungen) wird geachtet. Durch leichten Druck auf den knorpeligen Teil des Nasenrückens wird sodann die Empfindlichkeit der Nase getestet. Ein gesundes Tier wird hierbei zwar eine leichte Abwehr, aber keine Schmerzreaktionen erkennen lassen. Bei entzündeten Nasenschleimhäuten jedoch ist in der Regel ein mehr oder weniger heftiges Niesen auslösbar, und die Abwehr des Tieres ist relativ heftig. Im Anschluß hieran sollte, soweit dies der Gesichtsschädel des Patienten zuläßt, eine (Finger-)Perkussion der Nasen- und Nasennebenhöhlen (Recessus maxillares und Sinus frontalis) durchgeführt werden. Hierbei können bei Beteiligung der Nasennebenhöhlen erste Hinweise auf eine seitenbezogene Veränderung gefunden werden.

Zur klinischen Untersuchung der Nase im weiteren Sinne gehört auch eine Überprüfung und Beurteilung der Augen des Patienten (Symmetrie, Hinweise auf Exophthalmus, einseitiger Augenausfluß), der Zähne des Oberkiefers (Zahnstein, kariöse Prozesse, Parodontose, Taschenbildung, Druckschmerz) sowie der Maulhöhle (speziell des Gaumens).

1.1.2 Klinische Untersuchung des Larynx, der Trachea und der tiefen Atemorgane

Der Larynx kann klinisch sowohl adspektorisch als auch palpatorisch beurteilt werden, wobei die Aussagekraft beider Untersuchungsmethoden eingeschränkt bleibt. Die Adspektion wird im Falle einer außergewöhnlichen Umfangsvermehrung, auch angrenzender Organe (z. B. der retropharyngealen Lymphknoten, in Einzelfällen auch der Schilddrüse), im betroffenen Bereich zu einer eingehenden Palpation Anlaß geben. Dabei muß bedacht werden, daß die Ausbildung der Kehlkopfknorpel individuell unterschiedlich sein kann, was zu differierenden Palpationsbefunden führen kann, ohne daß diese zwingend mit pathologischen Prozessen in diesem Bereich gleichzusetzen sind. Deshalb wird eine endgültige Diagnosestellung am Kehlkopf nur mit Hilfe der weiterführenden Diagnostika Röntgen und Endoskopie möglich sein. Durch die Kompression der Flügel der Aryknorpel mit Daumen und Zeigefinger einer Hand kann bei einer Reizung der Larynx-schleimhaut infolge Entzündung oder Ödem Husten ausgelöst werden, der je nach Art der vorliegenden Entzündung von heiser-trocken bis hin zu feucht-würgend in der Qualität variieren kann. An der Trachea können entzündliche Umfangsvermehrungen sowie perforierende Verletzungen im Halsteil unter der Haut adspektorisch erkannt werden. Die Palpation dieses Luftröhrenteiles gibt über den ausgelösten Husten zudem Aufschluß über die Sensibilisierung der Trachealschleimhaut durch Entzündungen. Die Merkmale des Hustens sind weitere Hilfsmittel zur Diagnosefindung. Der Brustteil der Luftröhre ist der äußeren Untersuchung nicht zugänglich.

Die Bronchien und Bronchiolen sowie das beatmete Lungengewebe sind durch die Auskultation und die Perkussion im Rahmen der klinischen Untersuchung beurteilbar. Dabei sollte die Auskultation beiderseits am Thorax im Bereich der Bifurcatio tracheae und der Stammbronchien über der Herzbasis, über den kaudodorsalen Lungenbereichen sowie ventral (Bereich Rippen-Rippenknorpel-Übergänge und Apertura thoracis) durchgeführt werden. Mögliche Befunde sind stark gedämpfte Atemgeräusche, verschärftes bronchovesikuläres Atemgeräusch, Knisterrasseln, lautes feuchtes Rasseln, Giemen und Brummgeräusche, (auch aus den oberen Luftwegen fortgeleitete) Stenosegeräusche (Pfeifen und Ziehen) sowie auch seitenverschiedene Ausprägung der Atemgeräusche. Die (Finger-auf-Finger)-Perkussion gibt Auskunft über die Verteilung beatmeter, also luftgefüllter und verdichteter, d. h. mit Zellen, Entzündungsprodukten oder Flüssigkeit angefüllter Lungenbezirke. Ebenso können über horizontale Dämpfungslinien Flüssigkeitsspiegel im Pleuralspalt festgestellt werden.

1.2   Röntgen

1.2.1   Röntgen der Nase und Nasennebenhöhlen

Die Aufnahmetechniken für die Anfertigung aussagekräftiger Röntgenbilder der Nase erfordern eine exakte, bei dorsoventralen und ventrodorsalen Aufnahmen vor allen Dingen symmetrische Lagerung. Zudem können die Nasenhöhlen selbst nur beurteilt werden, wenn bei geöffnetem Maul und zum Teil mit eingelegten Platten belichtet wird. Das bedeutet, daß optimale Aufnahmen auf jeden Fall eine starke Sedation des Patienten, besser noch eine Vollnarkose voraussetzen. Für Fälle von chronischer Rhinitis mit Niesen, Nasenausfluß und/oder Nasenbluten sollte deshalb überlegt werden, ob es nicht sinnvoll ist, in einer Anästhesie neben dem Röntgen auch eine Endoskopie (s. u.), falls möglich auch eine Computertomographie durchzuführen.

Für die röntgenologische Beurteilung der Nase und ihrer Nebenorgane sind Aufnahmen in folgenden Projektionen anzufertigen:

1. *laterolaterale Aufnahme*, wobei der Nasenrücken parallel zur Plattenebene gelagert werden muß;

2. *dorsoventrale Aufnahme* bei geschlossenem Fang; um eine Beurteilung der Nasenhöhlen im Seitenvergleich zu ermöglichen, muß auf exakt symmetrische Lagerung geachtet werden;

3. *ventrodorsale Aufnahme* bei maximal geöffnetem Fang; für diese Aufnahme wird der Hals des Patienten in Rückenlage überstreckt, so daß der Nasenrücken und die Stirn möglichst nah und parallel der Plattenebene liegen. Der Fang wird mit zwei Bändern offen gehalten, gleichzeitig muß auf seitensymmetrische Lagerung geachtet werden. Mit dieser Aufnahme sind die Nasenhöhlen rostral der Augen in der Regel gut im Seitenvergleich und ohne Überlagerung durch andere Knochen des Gesichtsschädels zu beurteilen;

4. *laterale, gekippte Aufnahme* ($\ast$45%) zur Projektion der Zahnwurzeln des Oberkiefers;

5. *rostrokraniale Aufnahme* zur Projektion der Stirnhöhlen beim Hund; dazu wird der Hund auf dem Rücken gelagert und die Kopfachse im rechten Winkel zur Plattenebene ausgerichtet.

Die Aufnahmen 1, 2 und 3 sind für eine aussagekräftige Beurteilung der Nase obligat, hingegen können die Projektionen nach 4 und 5 fakultativ angefertigt werden, um auch den Kauapparat und die Stirnhöhlen als Ursachen für pathologische Veränderungen in der Nase auszuschließen.

Die Belichtung erfolgt mit relativ harter Strahlung (hoher Kilovolt-zahl), um eine klare Strukturierung der durchleuchteten Knochen zu erreichen.

Mit allen diesen Aufnahmen ist jedoch der unter dem Hirnstamm liegende Teil der Nase nur unzureichend zu beurteilen, da hier überlagernde Weichteil- und Knochenmassen eine Zuordnung von Veränderungen zur Nase stark behindern. Um diesen Bereich der Nase bei Hund und Katze besser beurteilen zu können, müssen die Endoskopie und die Computertomographie herangezogen werden.

1.2.2 Computertomographie der Nase

Obwohl dieses Verfahren aus Kostengründen einigen wenigen Institutionen vorbehalten bleibt, ist seine Aussagekraft zur Beurteilung degenerativer und tumoröser Veränderungen v. a. der hinteren Nasenabschnitte unübertroffen von anderen Methoden. Aus diesem Grund sollte in Einzelfällen diese Möglichkeit genutzt werden, um eine prognostische Aussage treffen zu können.

Das Prinzip der Computertomographie beruht auf der röntgenologischen Darstellung von Schichtaufnahmen, die von einem Computer am Bildschirm (und auf belichteten Folien) aufgezeigt werden. Damit ermöglicht dieses Verfahren die Betrachtung und Beurteilung von Strukturen der Nase, die im Zentrum des Schädels liegen, wobei die digital verarbeitete Abgrenzung einzelner Strukturelemente gegeneinander eine Diagnosestellung ausgesprochen erleichtert. Da bei Hund und Katze Tumoren im Nasenbereich relativ häufig vorkommen, wird dieses Mittel zur Diagnose bzw. zum Ausschluß raumfordernder Prozesse in den oberen Atemwegen in Zukunft das Diagnostikum der Wahl werden.

1.2.3 Röntgen des Larynx und der Trachea

Zur röntgenologischen Beurteilung des Kehlkopfes bei Hund und Katze wird eine laterolaterale Aufnahme mit relativ weicher Strahlung benötigt, auf der auch Weichteilkonturen des Pharynx und des Larynx (Velum palatinum, Epiglottis, Arytaenoid, Cricoid) sowie die Knorpelspangen der Trachea deutlich zu erkennen sind. Der Kopf des Tieres soll für die Aufnahme leicht gestreckt, aber nicht überstreckt werden. Eine Sedation ist für diese Aufnahme in der Regel nicht erforderlich. Aufnahmen in der zweiten Strahlenebene bringen am Larynx keine Vorteile, da bei korrekter symmetrischer Lagerung die Wirbelsäule direkt über den Kehlkopf projiziert wird.

Die Trachea wird bei Hund und Katze ebenfalls am besten auf einer laterolateralen Aufnahme beurteilt. Dabei sollte sowohl der Kehlkopf auf der einen Seite als auch die Bifurcatio tracheae andererseits auf der gleichen Aufnahme aufgenommen sein. Die Belichtung erfolgt wie zur Beurteilung des Larynx. Für eine optimale Aufnahme wird der Kopf des Patienten leicht angebeugt und die Vordergliedmaßen einschließlich der Schulterblätter nach kaudal gezogen. Die Herstellung sowohl einer Aufnahme in der Inspirations- als auch Exspirationsphase wird angeraten, um den dynamischen Ablauf eines Kollapses festhalten zu können. Mit dieser Lagerung lassen sich insbesondere alle Grade eines Trachealkollapses beim Hund bereits röntgenologisch sehr gut diagnostizieren.

1.2.4 Röntgen der Lunge

Zur Beurteilung aller Strukturen der Lunge bei Hund und Katze (Bifurcatio tracheae, Bronchialbaum, Lungengefäße und Interstitium, alveoläre Lungenbezirke) sind folgende Aufnahmen hilfreich:

1. je eine rechts und links anliegende *laterolaterale Aufnahme* des Brustkorbes; die Luftfüllung der Atemwege und des Lungengewebes geben einen sehr guten Kontrast, so daß auch die Weichteilkomponenten des Interstitiums klar dargestellt werden können; dafür müssen aber sowohl der Hals als auch das angrenzende Abdomen ausgeblendet werden, da mit relativ harter Strahlung belichtet wird;

2. bei Patienten ohne Dyspnoe: eine *ventrodorsale Aufnahme*; Lagerung in einem Rundkissen mit nach kranial gestreckten Vorderläufen (Markierung der Körperseite!);
3. bei Patienten mit Dyspnoe: eine *dorsoventrale Aufnahme*; auch hier werden die Vorderläufe nach vorne-seitlich gestreckt und der Hals nach unten gedrückt, um auf diese Weise das Sternum möglichst plan auf die Plattenebene zu bringen.

Bei den Bildern in der zweiten Ebene wird mit der gleichen Kilovoltzahl wie bei der latero-lateralen Aufnahme belichtet.

1.3 Endoskopie der Atemwege

1.3.1 Indikation

Eine Indikation für die endoskopische Untersuchung einzelner Teile oder der gesamten Atemwege ist gegeben, wenn
- keine akute infektiöse Ursache vorliegt oder angenommen werden kann;
- ein Krankheitsprozeß in den Atemwegen sich über mehrere Wochen therapieresistent oder progredient zeigt (chronische Rhinitis, Bronchitis, Bronchopneumonie);
- ein Krankheitsbild sich schleichend entwickelt, auf herkömmliche Therapieformen nicht oder nur vorübergehend anspricht, über einen längeren Zeitraum Rezidive zeigt oder sich progredient entwickelt (Niesen, Nasenausfluß mit Blutbeimengung, Stimmveränderungen, Schluckbeschwerden oder Würgereiz, Husten);
- akut einsetzende Atemnot eine Stenose der oberen Atemwege oder eine Fremdkörperaspiration vermuten läßt.

Immer sollte vor einer Endoskopie eine bestehende Herzerkrankung ausgeschlossen worden sein oder bei gleichzeitigem Vorliegen zu einer Erkrankung der Atemwege im Vorfeld therapeutisch stabilisiert werden. Generell muß bei älteren Tieren, Patienten mit manifesten Herz-, Leber- und Nierenerkrankungen sowie bei sehr starker Dyspnoe die Nutzen-Risiko-Relation für den einzelnen Patienten abgewogen werden, da die Endoskopie durch die erforderliche Allgemeinanästhesie zu den invasiven Methoden gehört. Dennoch kann sie gerade bei chronischen Fällen, die auf vorangegangene Therapiemaßnahmen nur unzureichend angesprochen haben, die einzige Chance zur Abklärung der Ätiologie und damit zum Einleiten einer wirksamen Behandlung darstellen. Aus diesem Grund sollte dieses Diagnostikum auch nicht zu restriktiv eingesetzt werden.

1.3.2 Vorbereitung der Endoskopiepatienten

Alle Patienten, die einer Endoskopie unterzogen werden sollen, müssen für die Narkosevorbereitung 24 Stunden nüchtern gehalten werden (Ausnahme: akute Atemnotfälle). Da die Untersuchung der Atemwege zum einen eine möglichst wenig atem- und kreislaufdepressive Anästhesie erfordert, andererseits aber keine Intubation für eine Inhalationsnarkose zuläßt, sollte eine Injektionsnarkose (bevorzugt über einen Verweilkatheter) gewählt werden, die sich den Untersuchungserfordernissen jederzeit anpassen läßt. Bei der Auswahl sollte auch auf eine Möglichkeit zur Nachdosierung und eine ausreichende Relaxation der Kehlkopfmuskulatur geachtet werden. Da bei der Untersuchung der Atemwege vom Larynx abwärts durch mechanische Irritation Rezeptoren in der Schleimhaut über vagale Reflexbögen Laryngo- und Bronchospasmen sowie eine Bradykardie auslösen können, muß bei allen Endoskopien in diesem Bereich unabhängig von den gewählten Anästhetika mit Atropin prämediziert werden.

Gleichzeitig muß nach Narkoseeinleitung im Bereich der Nase und des Kehlkopfes (letzteres unabdingbar bei der Katze!) eine Lokalanästhesie (z. B. Xylocainlösung 2%ig [Gingicain®-Spray]) durchgeführt werden.

Bewährt haben sich folgende Narkoseprotokolle:

Beim Hund wird mit 0,03 mg/kg KM Atropin i. v. prämediziert. Die Narkose wird mit dem Neuroleptikum Droperidol 2 mg/kg + Fentanyl 0,04 mg/kg = 0,5 ml/kg KM Thalamonal®, maximal 15 ml/Hund plus Etomidat (Hypnomidate®) 100 mg in 500 ml

Glucose 5% als DTI nach Wirkung mit einer Richtdosis von 2 mg/kg KM. Dieses Protokoll ist aufgrund der Applikation des Hypnotikums Etomidat über den Dauertropf sehr gut zu steuern und den Erfordernissen der bronchoskopischen Untersuchung optimal anzupassen. Die Neuroleptanalgesie/Hypnotikum-Kombination kann im Bedarfsfall (bei erforderlicher längerer Dauer) mit den kurzwirksamen Injektionsnarkotika verlängert und/oder vertieft werden. Als Alternative kann Disoprivan (Propofol®) eingesetzt werden. Die Dosis beträgt 6 mg/kg KM i.v., 1/3 als Bolus initial, dann kann nach Wirkung nachinjiziert werden. Cave! Ein Atemstillstand ist möglich! Deshalb muß die Möglichkeit zur Intubation und Beatmung bereitgehalten werden!

Bei der Katze wird die Prämedikation wie beim Hund durchgeführt. Die Narkose wird mit Xylazin (Rompun®) 1–2 mg/kg KM plus Ketamin (Ketanest®, Ketavet®) 10 mg/kg KM in der Mischspritze i.m. appliziert.

Die kurzwirksamen Injektionsnarkotika, wie z.B. Disoprivan (Propofol®), eignen sich bei der Katze *nicht* zur Anwendung bei einer Endoskopie der Atemwege, da mit diesen Mitteln keine Relaxation der Larynxmuskulatur erreicht wird und damit ein schwer bis nicht beherrschbarer Laryngospasmus eintreten kann.

Die Lagerung der Hunde und Katzen erfolgt in Bauchlage mit gestrecktem Kopf-Hals-Bereich, das Maul wird mit einem fixierten Spreizer geöffnet.

1.3.3 Geräte

Folgende Gerätschaften und Materialien sind für die erfolgreiche Durchführung von Endoskopien der Atemwege bei Katzen und Hunden verschiedener Größen notwendig:

• eine Lichtquelle;
• ein starres Teleskop, Durchmesser 2–3 mm (Arthroskop), 15–20 cm Länge, für die Rhinoskopie;
• ein starres Teleskop, Durchmesser 4 mm, 30 cm Länge, für die Bronchoskopie bei Katzen und kleinen Hunden;

- ein starres Teleskop, Durchmesser 6 mm, 50 – 60 cm Länge, für die Bronchoskopie bei mittelgroßen Hunden;
- ein flexibles Endoskop, Durchmesser 8 – 10 mm, 120 cm Arbeitslänge, für die Retrorhinoskopie und Bronchoskopie bei mittleren bis großen Hunden;
- ein „Retrorhinoskop" mit Haken und verdeckter Spiegeloptik für die Retrorhinoskopie bei Katzen und kleinen Hunden;
- je eine starre und flexible Faß- und Biopsiezange;
- Absaugschläuche (Polyvinylschlauch, Meterware);
- Probengefäße für mikrobiologische, histologische und zytologische Proben;
- sterile physiologische Kochsalzlösung;
- Notfallset für Narkosezwischenfälle inkl. Medikamente, Laryngoskop, Tuben in verschiedenen Größen und Ambubeutel.

1.3.4 Technik

Zur Durchführung einer Endoskopie der Atemwege gehören folgende Bestandteile in der angegebenen Reihenfolge:

- **Adspektion** des gesamten untersuchten Atemwegbereiches Soll in der gleichen Sitzung sowohl eine Broncho- als auch Rhinoskopie durchgeführt werden, so erfolgt letztere erst im Anschluß an die abgeschlossene Untersuchung der tiefen Atemwege, da Blutungen in der Nase häufig die Befunde in den dahinterliegenden Bereichen verfälschen oder die weitere Untersuchung sogar unmöglich machen. Aufgrund dieses Blutungsrisikos sollte auch vor Beginn der Rhinoskopie ein Tracheotubus zur Verhinderung der Aspiration größerer Blutmengen in die tiefen Atemwege gelegt werden.
- **Entnahme von Spülproben** für die bakteriologische, mykologische und zytologische Untersuchung
- **Entnahme von Gewebeproben** für die histologische Untersuchung (fakultativ).

Spezielle Angaben zur Technik bei der Rhinoskopie und Laryngo-Tracheo-Bronchoskopie erfolgen im Zusammenhang mit den einzelnen Krankheitsbildern an der entsprechenden Stelle.

1.4   Sekretuntersuchung

Die weitergehende Untersuchung von entnommenen Sekretproben oder Sekretspülproben sollte bei der Diagnostik im Bereich der Nase, vor allem aber bei pathologischen Prozessen in den Bronchien und im Lungengewebe ein fester Bestandteil des Untersuchungsplanes sein, da erst ihre Aussagen in den meisten Fällen die Stellung einer ätiologischen Diagnose ermöglichen. In dieser Hinsicht ist insbesondere der zytologischen Beurteilung von Sekretproben neben deren mikrobiologischer Aufarbeitung ein wesentlicher Stellenwert einzuräumen.

Für die Entnahme der Proben stehen folgende Methoden zur Auswahl:

• Entnahme von nativem Nasenausfluß am Nasenspiegel (Tupferprobe),

• Untersuchung von ausgehustetem Sputum.

Diese Entnahmetechniken erfordern kaum Aufwand, sind jedoch vom Vorhandensein von Nasenausfluß und Sputum abhängig. Für beide Arten der Probengewinnung gilt außerdem, daß das Risiko der Kontamination mit ubiquitär vorkommenden Schmutzkeimen sehr hoch ist; dies beeinträchtigt vor allem die Aussagekraft der Ergebnisse von mikrobiellen Kulturen. Deshalb ist die Probengewinnung aus der Tiefe des untersuchten Hohlorgans unter endoskopischer Kontrolle von Vorteil, da die besseren Ergebnisse den erforderlichen Aufwand durch die notwendige Narkose ausgleichen. Zudem kann bei diesen Entnahmetechniken gleichzeitig der Ort der Probengewinnung adspiziert werden, was weitere Informationen zur Diagnosefindung liefert. Gleichzeitig steigt unter endoskopischer Kontrolle in der Regel die Ausbeute an untersuchungsfähigem Material.

Deshalb werden folgende Probengewinnungsmethoden vorgeschlagen:

• Spülung der Nasenhöhlen mit mehreren Millilitern steriler physiologischer Kochsalzlösung vom Nasenspiegel aus mittels eines Spülkatheters; dazu wird der Patient intubiert, der Nasenspiegel tiefer gelagert, fraktioniert Flüssigkeit mit einer Spritze instilliert und das Spülmaterial am Nasenloch mit einem sterilen Behälter aufgefangen.

- Aspiration von Tracheobronchialsekret in der Trachea oder in den Stammbronchien (Nativmaterial).
- Gewinnung von Trachealspülproben aus dem Bereich um die Bifurcatio tracheae durch fraktionierte Instillation von bis zu 3 ml steriler physiologischer Kochsalzlösung pro kg Körpermasse des untersuchten Tieres (TBS).
- Gewinnung von bronchoalveolären Lavagen (BAL) durch fraktionierte Spülung eines tiefen Lungenbereiches (bevorzugt des Lobus medius der rechten Lunge); Spülmedium und -menge wie oben.
- Trachealspülprobengewinnung am nicht narkotisierten oder nur sedierten, stehenden Patienten sind unter Lokalanästhesie durch Tracheotomie oder Punktion des Ligamentum cricothyreoideum und Einführen eines Spülkatheters ebenfalls möglich.

1.4.1 Nasenspülproben

Nasenspülproben haben ihre größte Bedeutung durch die Gewinnung von Material aus der Tiefe der Nasenhöhlen, so daß Entzündungsprozesse in diesem Bereich besser beurteilt werden können, als dies durch die Untersuchung von Ausfluß, der meist sekundär infiziert ist, möglich wäre. Deshalb sind trotz des Verdünnungseffektes durch die Spülung die mikrobiologischen Kulturen von diesem Material aussagekräftiger, da die Keime vor Ort des Geschehens angezüchtet werden. Dies kann insbesondere bei Pilzinfektionen für die Diagnose ausschlaggebend sein.
Die zytologische Untersuchung von Nasenspülproben (nach Zentrifugation und Herstellung eines Ausstrichs aus dem Sediment) ist durch die häufige Beimengung von mehr oder weniger frischem Blut von wechselnder Aussagekraft. Sie hilft im wesentlichen bei der Beurteilung des Vorliegens einer Entzündung und kann bei tumorösen Prozessen auch durch das Vorkommen von Tumorzellen zur Diagnosestellung beitragen. Jedoch sind die Spezifität und Sensitivität dieser Methode relativ niedrig und zudem stark von der Erfahrung des Untersuchers abhängig.

1.4.2 Tracheobronchialsekret

Tracheobronchialsekret (TBS) ist in der Regel leichter zu gewinnen als bronchoalveoläre Lavageflüssigkeit. Beim in Brustlage mit gestrecktem Kopf gelagerten Bronchoskopiepatienten bildet der Bereich kranial der Bifurkation eine natürliche Senke, in der sich Spülflüssigkeit sammelt, die leicht aspiriert werden kann. Zur Aspiration finden 10-ml- oder 20-ml-Spritzen, je nach Größe des Tieres, Verwendung. Für mikrobiologische Kulturverfahren ist dieses Material repräsentativ. Dies gilt jedoch nicht für die zytologische Auswertung, da in diesem Bereich der Zelltyp der Flimmerepithelzellen stark überwiegt, wodurch einerseits eine relative Verdrängung von Entzündungszellen zustande kommt, andererseits auch Prozesse in der Tiefe der Bronchiolen und Alveolen verborgen bleiben können.

1.4.3 Bronchoalveoläre Lavage

Bei der bronchoalveolären Lavage (BAL) werden Zellen aus einem abgegrenzten Lungenbezirk durch Spülung gewonnen. Obwohl dieses Verfahren einige Übung erfordert, ergibt es insgesamt sowohl ein mikrobielles als auch zytologisches Bild, das als repräsentativ für die tiefen Abschnitte des Atmungsapparates inklusive der Alveolen angesehen werden kann. Der Spülvorgang wird durchgeführt, indem man einen kleinen Bronchus aufsucht und diesen entweder mit dem flexiblen Endoskop oder mit dem Spülschlauch nach kranial abdichtet. Dann wird fraktioniert die Spülflüssigkeit in den Bronchus injiziert und wieder aspiriert. Falls keine lokalisierten Veränderungen in einem anderen Bronchialabschnitt für eine Spülung dort sprechen, bietet sich der Lobus medius des rechten Lungenflügels für die Lavage an, da hier ein sehr kleines Lumen vorliegt, in dem folglich wenig Medium versacken kann und die Ausbeute an wiedergewonnener Lavageflüssigkeit entsprechend hoch ist. Zytologisch gesehen kommen in der BAL-Flüssigkeit kaum Flimmerepithelzellen, dafür aber vermehrt Alveolarmakrophagen vor. Deren Aktivitätszustand gibt vor allen Dingen einen Hinweis auf die Abwehrlage in der Lunge und ist deshalb für die prognostische Beurteilung von wesentlicher Bedeutung.

1.4.4 Mikrobiologische Untersuchungen

Sofort nach der Entnahme von Nativmaterial oder Spülflüssigkeit wird ein Teil davon aus der für die Aspiration verwendeten Spritze für bakteriologische und mykologische Kulturen in sterile Transportgefäße umgefüllt oder mit sterilen Ösen direkt auf Nährböden verimpft. Dabei wird von unverdünntem Material ca. 0,5 ml, von Spülflüssigkeit 1 bis 2 ml benötigt. Die üblicherweise für bakteriologische und mykologische Standardanzüchtungen verwendeten Nährböden können eingesetzt werden. Die Bebrütung findet bei 37 °C unter Sauerstoffzutritt statt, die Dauer richtet sich nach den zu erwartenden Keimen. (Schimmel)-Pilze benötigen in der Regel ca. acht Tage bis zur Bildung von Kolonien. Einzelne Bakterienarten verlangen außerdem nach optimalen Voraussetzungen im Nährboden und in der Umgebung, wie z. B. Chlamydien, Mykoplasmen und Mykobakterien. Hier ist die Anzüchtung der Keime am besten darauf spezialisierten Labors zu überlassen. Bei allen Bakterienkulturen sollte zudem obligatorisch ein Antibiotikum-Resistenztest durchgeführt werden.

1.4.5 Zytologie

1.4.5.1 Bedeutung der Zytologie

Die Bedeutung der zytologischen Untersuchung von nativen Sekreten und Spülproben aus dem Respirationstrakt liegt in der Möglichkeit, von der symptomatischen zu einer ätiologischen Diagnose zu gelangen. Dies gilt insbesondere für den bronchialen Bereich. Die Gesamtzahl der Zellen, die Zusammensetzung der einzelnen Zellpopulationen, der individuelle Zustand der einzelnen Zellen, Menge und Struktur des amorphen Hintergrundmaterials sowie der Nachweis von Parasiten, Fremdmaterialien und spezifischen Entzündungsprodukten gibt eine Summe von Fakten, aus denen sich die Diagnose und Prognose mosaikartig ableiten lassen. Deshalb darf bei keiner Untersuchung der Atemwege, die eine Probenentnahme ermöglicht, die Zytologie bei der Gesamtbefundung fehlen.

Wie bereits in den vorangegangenen Punkten dargestellt, können sowohl native Sekrete als auch Spülproben aus der Nase und dem Tracheobronchialbaum (TBS) und bronchoalveoläre Lavageflüssigkeit (BAL) auf ihr Zellbild hin untersucht werden. Dabei ist naturgemäß jedoch mit deutlichen Abweichungen in der Verarbeitung und Beurteilung zwischen diesen Ausgangsmaterialien zu rechnen. Diese sollen nun hier kurz dargestellt werden.

1.4.5.2 Verarbeitung der Proben

Alle Proben zur zytologischen Untersuchung müssen innerhalb von 30 Minuten nach der Gewinnung weiterverarbeitet werden, da die z. T. sehr fragilen Zellpopulationen (vor allem Epithelzellen und eosinophile Granulozyten) sonst degenerieren und nicht mehr beurteilt werden können.

Von nativen Sekreten wird ein kleiner Tropfen als Quetschpräparat zwischen zwei Objektträgern zu einem möglichst einschichtigen Ausstrich ausgezogen (zwei bis vier Präparate herstellen).

Spülproben werden 15 Minuten bei 1 500 Umdrehungen/Minute und Raumtemperatur zentrifugiert, der Überstand dekantiert und aus dem Sediment (mit einer Mikropipette aufgenommen) zwei bis vier Ausstriche hergestellt. Die Ausstriche werden dann ca. 30 Minuten (bei Nativpräparaten je nach Schichtdicke bis zu 60 Minuten) luftgetrocknet. Falls sie zur Beurteilung zu einem Pathologen geschickt werden sollen, können sie nach vollständiger Trocknung ohne weitere Fixierung in Versandbehälter verpackt werden. Bei warmer Witterung muß jedoch damit gerechnet werden, daß die Ausstriche sekundär bakteriell besiedelt werden. Für die Beurteilung im eigenen Labor wird nach der Trocknung eine panoptische Färbung (nach Pappenheim, Giemsa, Wright o. ä.;

auch Diff-Quick, dann jedoch keine Archivierung möglich) ange-schlossen. Die Untersuchung der Ausstriche erfolgt mit einem Lichtmikroskop bei 100- bis 200facher (Übersicht), 400facher (Zu-sammensetzung der Zellpopulationen) und 1 000facher Vergröße-rung mit Ölimmersion (Differenzierung der einzelnen Zellarten und individuelle Zellbeurteilung).

1.4.5.3 Physiologisch vorkommende Zellarten in der Nase

Epithelzellen aus der Nase umfassen

- nichtkeratinisierte polygonale Plattenepithelien, häufig mit zahl-reichen Bakterien auf ihrer Oberfläche, die aus dem Oropha-rynx und von den äußeren Nasenlöchern stammen;
- zylindrische Flimmerepithelzellen aus dem Bereich der Nasen-muscheln;
- kleinere, runde Basalzellen.

Daneben werden durch die meist auftretende Blutung während der Rhinoskopie/Sekretgewinnung rote und weiße Blutzellen in einem ähnlichen Verhältnis zueinander wie im peripheren Blut gefunden.

Aus dem Oropharynx stammende Bakterien, die der dort vorhan-denen physiologischen Keimflora angehören, werden durch die schwierig zu umgehende Kontamination bei der Gewinnung der Nasenspülprobe fast immer in den zytologischen Präparaten ge-funden. Dazu gehören neben den leicht zu differenzierenden Kok-kenarten (*Staphylococcus* spp., *Streptococcus* spp.) und gram-ne-gativen Stäbchen auch *Simonsiella* spp., die als längliche, ge-streifte ,,Riesenbakterien'' (durch parallele Anordnung von Ketten des Bakteriums) imponieren.

1.4.5.4 Physiologisch vorkommende Zellarten im TBS und BAL

Folgende **Epithelzellen** aus der Trachea und den kleinen und gro-ßen Bronchien finden sich in den genannten Sekretproben:

- hochprismatische Flimmerepithelzellen (Abb. 1) mit blaß-baso-philem Zytoplasma, basal liegendem Kern (lockere, granulier-te Chromatinstruktur) und Schwanzfortsatz; die Flimmerhaare tragenden Kappen sind sehr fragil und lösen sich bei der Herstellung der Präparate leicht ab; auch das Zytoplasma un-terliegt rasch eintretenden Degenerationserscheinungen (be-dingt durch entzündliche Vorgänge, Spülmedium, Manipula-tion und Verarbeitung der Proben), so daß häufig nur mehr Gruppen von freien Zellkernen im Ausstrich gefunden wer-den;
- rundliche Basalzellen ohne Flimmerhaarbesatz aus der Tiefe des Epithelverbandes; ihr Zytoplasma ist dunkler baso-phil;
- hochprismatische bis tonnenförmige Epithelzellen (,,Becherzel-len'') mit oder ohne Flimmerhaarbesatz und basal liegendem Kern sowie zahlreichen Vakuolen/Granula im Zytoplasma, die Mukus beinhalten; diese Zellen sind ausgesprochen fragil und unterliegen einer raschen Lyse;
- große, polygonale Plattenepithelzellen mit blaß-basophilem Zy-toplasma und rundem Kern.

Flimmerepithelzellen sind die vorherrschende Zellart in der Tra-chea und den großen Bronchien (TBS). Daneben finden sich in diesem Bereich der Atemwege auch immer die schleimprodu-zierenden Becherzellen, die jedoch bei gesunden Tieren im zy-tologischen Bild nur sehr selten auftreten. Ihr Vorhandensein läßt immer den Rückschluß auf eine Hyper- und meist auch Dyskrinie zu. Basalzellen kommen sowohl bei gesunden als auch (leicht vermehrt) bei atemwegskranken Tieren in geringen Mengen vor. In den nicht mehr mit Flimmerepithelien ausgeklei-deten Bronchiolen nimmt ihre Anzahl proportional zu (Unter-schied TBS zu BAL). Plattenepithelzellen sind keine originären Zellen aus den tiefen Atemwegen. Sie treten nur auf, wenn in den Bronchien, z. B. bei ständiger mechanischer oder entzündli-cher Irritation der Schleimhaut, Flimmerepithelzellen sich zu Plattenepithel umwandeln (Metaplasie). Sonst kommen sie als Verunreinigung aus dem Oropharynx/Larynxbereich bei der Pro-bengewinnung vor.

Als **Entzündungszellen** (Abb. 2 und 3) kommen vor:

* neutrophile Granulozyten (physiologisch <5%),
* eosinophile Granulozyten (physiologisch <5%),
* Lymphozyten und Plasmazellen in kleinen Zahlen.

Diese Zellen stammen aus dem Blut und sehen aus wie die entsprechenden Zellen im Blutausstrich. Neutrophile Granulozyten zeigen bisweilen Degenerationserscheinungen (pyknotische Kerne sowie eosinophiles, verklumptes Zytoplasma), was auf toxische Einflüsse durch Bakterien hindeutet.

Alveolarmakrophagen (Abb. 4) treten als

* undifferenzierte jugendliche Formen (mittelgroße runde Zellen mit dunkel-basophilem Zytoplasma und rundem bis nierenförmigem, leicht exzentrisch gelegenem Kern, Kern:Plasma-Verhältnis 1:2),
* Übergangsformen (heller-basophiles Zytoplasma, Kern:Plasma-Verhältnis 1:3−4) und
* differenzierte, sog. „Schaumzellen" (helles, schaumig-blasiges Zytoplasma, Kern:Plasma-Relation 1:6) auf.

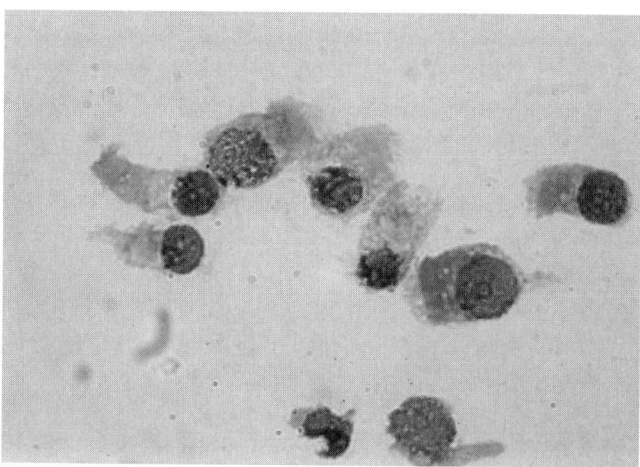

Abb. 1. Zytologie, Epithelzellen: mehrere hochprismatische Flimmerepithelzellen mit Flimmerkappen, zwei Becherzellen mit bauchigem Zellleib und leicht wabigem Zytoplasma. Färbung Wright, 1 000×, Ölimmersion.

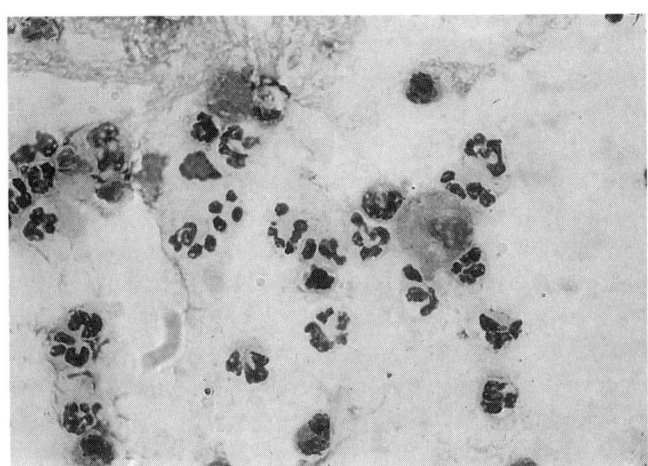

Abb. 2. Zytologie, Entzündungszellen: Das Zellbild wird beherrscht von segmentierten neutrophilen Granulozyten; zwei Lymphozyten sowie ein Makrophage (Übergangsform) sind ebenfalls zu erkennen. Färbung Wright, 1 000×, Ölimmersion.

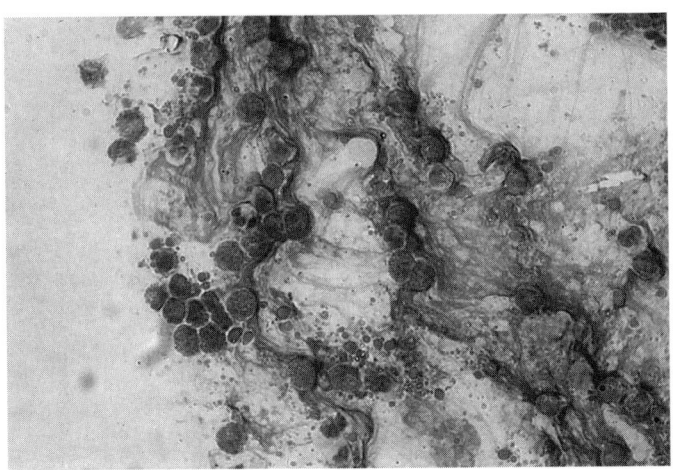

Abb. 3. Zytologie, Entzündungszellen: In faserig strukturiertem metachromatischem Mukus sind zahlreiche eosinophile Granulozyten zu erkennen. Färbung Wright, 1000×, Ölimmersion.

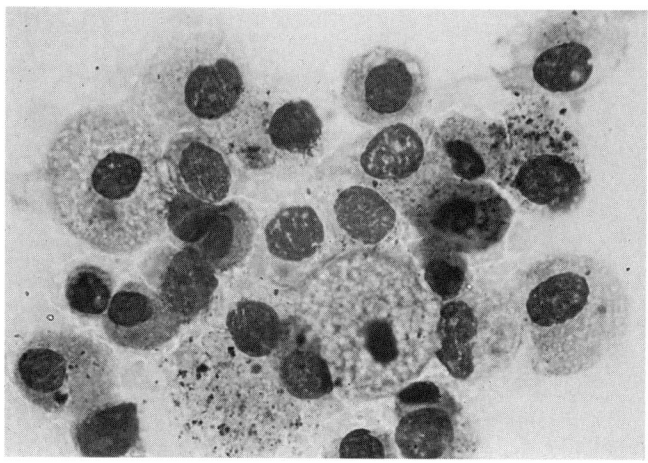

Abb. 4. Zytologie, Makrophagen in unterschiedlichen Stadien; dazwischen einzelne Kerne von degenerierten Flimmerepithelzellen. Färbung Wright, 1000×, Ölimmersion.

Auch zwei- oder mehrkernige Riesenzellen kommen vor. Die Makrophagen sind ihrer Natur nach Phagozyten, die neben Zellbruchstücken des Epithels auch Entzündungsprodukte, Bakterien und Pilze, Erythrozyten und deren Abbauprodukte sowie alle anderen partikulären Bestandteile des Bronchialsekrets aufnehmen können. Von ihrer Anzahl und ihrem Aktivitätszustand ist die körpereigene Abwehr in den Alveolen und Bronchien abhängig. In den tiefen Atemwegen (Bronchiolen und Alveolen) stellen sie den vorherrschenden Zelltyp beim gesunden Tier.

- **Mastzellen** (mittelgroße runde Zellen mit rundem Kern, der ganz oder teilweise von metachromatischen Granula im Zytoplasma überdeckt werden kann) sind die Effektorzellen der Typ-I-Allergie und kommen als gewebegebundene Zellen nur vereinzelt in den Sekreten der Atemwege vor. Bei einem vermehrten Auftreten weisen sie jedoch auf Überempfindlichkeitsreaktionen hin.

- **Erythrozyten** können als freie intakte Zellen (meist nach akuten Blutungen) oder phagozytiert in Makrophagen und neutrophilen Granulozyten vorliegen. Letzteres weist auf primär intrapulmonale Blutungen hin. Für die Altersbestimmung der Blutung ist die Suche nach degenerierten Formen (sog. Sternzellen oder Stechapfelformen) und phagozytierten Abbauprodukten (Hämosiderin, Hämatoidin) von Bedeutung.

Atypische Zellen gehen von Epithelzellen aus und werden unterschieden in

- *metaplastische Zellen* (ähneln reifen Plattenepithelien),
- *dysplastische Zellen* (Unterschiede in Zell- und Kerngröße, erhöhtes Kern:Plasma-Verhältnis, dunkler basophiles Zytoplasma, erhöhte Zahl unreifer Zellen) und
- *neoplastische Zellen* (Kern:Plasma-Verhältnis sehr hoch, grobe Chromatinstruktur der Kerne, auffällige Nukleoli).

Ihre Differenzierung untereinander kann Probleme bereiten. Alle Formen kommen im TBS/BAL selten vor, insbesondere neoplastische Zellen, da die meisten Tumoren der Lunge im Interstitium lokalisiert sind oder durch die Verlegung der Bronchien mit Sekret keine Verbindung zum oberen Bronchialbaum besteht.

Als **azelluläres Material** kommen folgende Bestandteile des TBS/BAL vor:

- amorphes mukoides Hintergrundmaterial als „Hintergrundfärbung" (meist blaß basophil oder rosa) oder strangartig gewellte Faserbündel von dunkel-metachromatischer Farbe. Es handelt sich um die den Bronchiaschleim bildenden vernetzten Mukopolysaccharide (u. a. Chondroitinsulfat, Heparinsulfat),
- Curschmann-Spiralen: spiralförmige Schleimausgüsse von kleinen Bronchien/Bronchiolen,
- Charcot-Leyden-Kristalle: Konglomerate in Doppel-Pyramidenform von freien Granula der eosinophilen Granulozyten,
- Bakterien und Pilze sowie Parasiten, deren Larven und Eier.

Als Fremdmaterial werden darüber hinaus vor allem Pflanzenzellen, Pollen und Ruß- und Teerpartikel gesehen.

1.4.5.5   Interpretation von Zellbildern

Die physiologischerweise vorkommenden Zellarten geben durch ihr jeweiliges Vorhandensein, ihre relative Anzahl, die Zusammensetzung der Gesamtzellpopulation sowie das individuelle Aussehen der Einzelzelle einen Gesamtüberblick über das Entzündungsgeschehen, der insbesondere in der Zusammenschau mit Anamnese, klinischen Befunden, mikrobiologischen Ergebnissen und makroskopisch-endoskopischem Bild der Findung einer ätiologischen und, falls dies nicht möglich ist, so doch einer auf möglichst vielen Einzeldaten basierenden symptomatischen Diagnose dient.

Neben dem Fall der unzureichenden Probengewinnung, bei der nur Einzelzellen, die keine Beurteilung des Gesamtgeschehens zulassen, auf den Präparaten zu finden sind, werden folgende Zellbilder unterschieden.

- **Physiologisches Zellbild:** Im Nasensekret sowie TBS wird der physiologische Zustand widergespiegelt durch eine relativ geringe Gesamtzellzahl, wobei sich die Zellpopulationen überwiegend aus den lokal typischen Epithelzellen sowie wenigen Entzündungszellen (neutrophile und eosinophile Granulozyten jeweils $<5\%$, in der Trachea auch bis zu 20% Makrophagen) zusammensetzen. BAL-Zytologien sind mäßig zellreich und spiegeln die Zellzusammensetzung der tiefen Atemwege (Bronchien, Bronchiolen und Alveolen) wider. Sie bestehen aus überwiegend vorkommenden Alveolarmakrophagen unterschiedlicher Stadien, einzelnen Epithelzellen (mit und ohne Flimmerhaarbesatz) sowie einer geringen Anzahl von Entzündungszellen (neutrophilen und eosinophilen Granulozyten, jeweils $<5\%$ an der Gesamtzahl).
- **Akut-entzündliches Zellbild:** Der vorherrschende Zelltyp wird durch die neutrophilen Granulozyten gestellt, die wesentlich mehr als die physiologisch vorkommenden 5% an der Zellpopulation ausmachen und damit im BAL auch die Makrophagen verdrängen. Die Neutrophilen zeigen dabei häufig aktive Phagozytosetätigkeit, wobei insbesondere im Zellbild vorliegende Mikroorganismen, wie Bakterien und Pilze, aber auch z. B. Erythrozyten und deren Abbauprodukte in intrazytoplasmatischen Vakuolen sichtbar sein können. Gleichzeitig zeigen einige Zellen Alterungs- und Degenerationserscheinungen in Form von pyknotischen Kernen und eosinophil gefärbtem, verklumptem

Zytoplasma. Die Anzahl dieser degenerierten Zellen im Verhältnis zu intakten neutrophilen Granulozyten kann einen Hinweis auf Toxizitätsfaktoren bei den phagozytierten Keimen geben. Von diesen hängt auch meist der Anteil der aktiven differenzierten Makrophagen ab, der dieses Zellbild als zweithäufigste Zellart mit prägt. Epithelzellen liegen in geringer Anzahl und meist degeneriert vor (freiliegende Kerne).

- **Subakut- bis chronisch-entzündliches Zellbild:** Neben einem erhöhten relativen Anteil an hypersegmentierten neutrophilen Granulozyten auch in diesem Zellbild wird hier die Entzündung v. a. von den Alveolarmakrophagen getragen. Diese kommen in allen beschriebenen Formen vermehrt vor, wobei vor allem die ausdifferenzierten sog. Schaumzellen eine aktive Phagozytosetätigkeit belegen. In den intrazytoplasmatischen Vakuolen dieser Zellen lassen sich neben Bakterien auch der phagozytierte Zelldetritus anderer Zellpopulationen (Epithelzellen, neutrophile Granulozyten, Erythrozyten u. a.) sowie anderes Fremdmaterial (Pollen, Rußpartikel etc.) finden. Insbesondere bei chronischen Prozessen in der Lunge werden auch zwei- oder mehrkernige Riesenzellen gesehen. Nach Verschlüssen von kleinen Bronchiolen durch Sekret, die sich gelöst haben, findet sich ein überproportional großer Anteil an Schaumzellen, daneben erscheinen häufig auch Curschmann-Spiralen. Neben Makrophagen und neutrophilen Granulozyten kommen im chronisch-entzündlichen Zellbild bisweilen, vor allem bei der Katze, vermehrt Lymphozyten vor. Ihr Vorhandensein kann von einer viralen Erkrankung ausgehen, doch auch infolge anderer chronischer Entzündungen kann ihre Zahl ansteigen, so daß eine Vermehrung dieser Zellart keine ätiologische Einordnung erlaubt.
- **Eosinophiles Zellbild:** Das Vorhandensein einer deutlich erhöhten Zahl von eosinophilen Granulozyten ($>10\%$ der Gesamtzellzahl) deutet auf eine Überempfindlichkeitsreaktion gegenüber Parasiten oder inhalierten Allergenen (Typ-I-Reaktion) hin. Da die eosinophilen Granulozyten sehr fragil sind und auf veränderte Umgebungsbedingungen (Spülung, Präparateherstellung) sehr sensibel reagieren, finden sich in den Ausstri-

chen häufig auch freie eosinophile Granula als leuchtend rote Partikel oder deren Kristallisationsprodukte, die Charcot-Leyden-Kristalle. Die aus den Granula freigesetzten basischen Proteine schädigen intra vitam die Epithelzellen und auch die Makrophagen so stark, daß häufig von diesen nur noch Zelldetritus (freie Kerne, Zytoplasmareste im amorphen Hintergrundmaterial) auf den Ausstrichen vorhanden ist. Damit unterhält sich die eosinophile Entzündung, einmal eingetreten, oft selbst und verhindert eine durch Phagozytose und mukoziliäre Clearance getragene Abheilung, auch wenn die auslösenden Allergene oder Parasiten bereits eliminiert sind. Die initiale allergische Reaktion vom Typ I (IgE-vermittelte Mastzelldegranulation und chemotaktische Rekrutierung von Entzündungszellen) kann gut mit Glukokortikoiden kontrolliert werden. Deshalb ist bei jeder eosinophilen Entzündung der Bronchien und des Lungengewebes eine Glukokortikoidtherapie (evtl. antibiotisch gegen Sekundärinfektionen abgedeckt) neben der Eliminierung der Allergene/Parasiten das Mittel der Wahl. Mastzellen, obwohl auch an der Überempfindlichkeitsreaktion beteiligt, kommen nur vereinzelt im TBS/BAL vor. Dagegen können neutrophile Granulozyten in wechselnder Anzahl mit im eosinophilen Zellbild auftauchen. Dabei ist eine erhöhte Anzahl in der Regel mit bakteriellen Sekundärinfektionen gekoppelt.

- **Das hämorrhagische Zellbild** ist geprägt durch die Anwesenheit einer erheblichen Zahl von intakten und degenerierten Erythrozyten oder deren Abbauprodukten. Die Blutungen können intrapulmonal entstehen, z. B. durch Traumen, Fremdkörper, Lungenlappentorsion, Infarkte (z. B. durch Herzwürmer), infektiöse Erkrankungen oder Tumoren. Die Erythrozyten können jedoch auch bei primär nicht atemorganbezogenen Erkrankungen, z. B. kongestiver Herzinsuffizienz oder Gerinnungsstörungen, in die Atemwege gelangen. Degenerierte rote Blutzellen sowie Erythrophagozytose durch Makrophagen und neutrophile Granulozyten deuten auf länger zurückliegende bzw. chronische Blutungen hin. Die jeweilige Ursache der hämorrhagischen Diathese ist mit entsprechenden weiterführenden diagnostischen Schritten abzuklären.

- **Neoplastisches Zellbild:** Tumorzellen werden aufgrund der relativ geringen Häufigkeit von primären Lungentumoren und der interstitiellen Lage der Lungenmetastasen anderer Tumoren bei Hund und Katze ausgesprochen selten gefunden. Ihre Zellen zeigen dabei die für Tumorzellen typischen Attribute (siehe oben). Wegen des seltenen Vorkommens sollte bei einem entsprechendem Verdacht stets ein in der Tumordiagnostik erfahrener Histopathologe zugezogen werden.

Diese Einteilung der Zellbilder gilt im wesentlichen sowohl für die zytologische Untersuchung und Beurteilung von Sekreten aus der Nase als auch von TBS/BAL. Lediglich die Befunde hinsichtlich der Epithelzellen sind in der Nase entsprechend dem Vorkommen von überwiegend Plattenepithelzellen sowie bezüglich der in diesem Organ latent vorliegenden Keimflora (Streptokokken, Staphylokokken, *Simonsiella* spp. etc.) und dem damit verbundenen vermehrten Auftreten von neutrophilen Granulozyten zu interpretieren.

1.4.6   Biopsien und histologische Untersuchung

Die Entnahme von Gewebeproben für die histologische Untersuchung ist prinzipiell sowohl im Rahmen einer Endoskopie unter Sichtkontrolle als auch perkutan als Feinnadelpunktion oder mittels einer Stanze (z. B. Trucut®) möglich. Sie birgt sowohl im Nasenbereich als auch am Larynx und in der Tiefe der Bronchien einige Schwierigkeiten und Risiken in sich. Deshalb sollten die Notwendigkeit dieser Maßnahme einerseits einer gründlichen Nutzen-Risiko-Abwägung unterzogen werden, andererseits die Vorbereitungen für einen solchen Schritt bei jedem Rhinoskopie- und Bronchoskopiepatienten im Vorfeld der Untersuchung getroffen werden.

Bei allen Patienten, bei denen potentiell eine Gewebeentnahme erforderlich wird, sollte vor Beginn der Endoskopie eine Kontrolle der Gerinnung (Thrombozytenzahl, pTT, Thrombinzeit, Prothrombinzeit; falls möglich auch Thrombelastogramm) durchgeführt werden. Bei einer bestehenden Beeinträchtigung der Gerinnungsfähigkeit des Blutes ist sinnvollerweise von Gewebeentnahmen abzusehen. Zudem ist in diesem Fall vor allem bei der Rhinoskopie mit stärkeren Blutungen im Bereich der sehr gut durchbluteten Nasenschleimhäute, ausgelöst durch die mechanische Irritation bei der Untersuchung, zu rechnen. Sollten diese während der Untersuchung eintreten, so ist eine Intubation des Patienten zu erwägen, um die Aspiration größerer Blutmengen in die tiefen Atemwege zu verhindern. Da eine Blutung bei der Probenentnahme praktisch nicht zu verhindern ist, ist in der Nase normalerweise auch nur eine einzige Entnahme möglich, da die Sicht durch den Blutfilm stark beeinträchtigt wird.

Auch das Lungengewebe ist ob seiner Funktion mit sehr vielen Blutgefäßen durchzogen, die bei einer Verletzung auf Grund einer Gewebeentnahme durch die Bronchialwand hindurch (transbronchiale Biopsie) und auch bei der perkutanen Biopsie zu heftigen, z. T. lebensbedrohlichen Blutungen Anlaß geben können. Tritt eine solche ein, muß versucht werden, den bioptierten Lobus mit dem Endoskop abzudichten, bis die Blutung zum Stillstand kommt, um zu verhindern, daß der Patient an der Blutung erstickt. Je nach Blutverlust kann eine Bluttransfusion notwendig sein. Von der Gefahr von starken Blutungen ausgenommen ist die Biopsie von muralen Veränderungen im Larynx und in der Trachea. Jedoch ist die Larynxschleimhaut bei Hund und Katze extrem empfindlich für mechanische Reize, weshalb bei Gewebeentnahmen am Kehlkopf sehr häufig eine sehr rasch eintretende und ausgesprochen starke Ödematisierung, bisweilen kombiniert mit einem Laryngospasmus, eintreten kann, die ohne entsprechende Gegenmaßnahmen (Intubation, evtl. Tracheotomie, hochdosiert Glukokortikoide, Diuretika) bisweilen zum Exitus letalis führt.

Die entnommenen Gewebeproben werden mit physiologischer Kochsalzlösung aus der Biopsiezange ausgewaschen und danach in eine Formalinlösung (3%ig) zur Fixation (und zum Transport) eingebracht. Die Beurteilung sollte durch einen erfahrenen Histologen erfolgen. Die Aussagekraft hängt neben dessen Erfahrung auch von der Qualität der Proben ab, so insbesondere, ob die entnommene Probe auch Anteile eines pathologischen Prozesses *unter* der Schleimhaut mit erfaßt hat. So können z. B. von Tumoren in der Nase häufig nur (bisweilen entzündlich veränderte) oberflächliche Schleimhaut und marginale Anteile gewonnen werden, die eine eindeutige Diagnose (oder Bestätigung eines Verdachts) nicht immer erlauben. Andererseits sind schleimhautassoziierte Prozesse, wie z. B. Mykosen, Lymphfollikelproliferationen, Larven von *Filaroides osleri* und anderes mehr, durch die Histologie schnell und einfach abzuklären.

2. Erkrankungen der oberen Atemwege

2.1 Erkrankungen der Nase und des Nasopharynx

2.1.1 Infektiöse Erkrankungen der Nase und der Nasennebenhöhlen

2.1.1.1 Virale Infektionen

Eine Besiedelung des Epithels der Nasenschleimhaut und der epithelialen Auskleidung der Nasennebenhöhlen findet beim Hund durch das Staupevirus, bei der Katze durch das Herpesvirus 1 und Caliciviren im Rahmen der Katzenschnupfeninfektion statt.

Bei der **Staupe (Morbillivirus** aus der Gruppe der Paramyxoviridae) des Hundes ist die Infektion der Nase ein Symptom unter vielen dieser zyklisch verlaufenden Virusinfektion. Sie tritt jedoch durch die Superinfektion der viral geschädigten Epithelien mit bakteriellen Erregern als purulente Rhinitis (und Konjunktivitis) klinisch in den Vordergrund. Dabei handelt es sich bei den Bakterien meist um die normale Keimflora aus dem Rachenbereich, insbesondere um Streptokokken, Staphylokokken und gelegentlich *E. coli*. Diagnostisch beschränken sich die Maßnahmen auf die Kultur der Bakterien aus dem Nasenfluor, während das Virusantigen mittels Immunfluoreszenz besser aus Schleimhautabstrichen der Konjunktiven nachgewiesen wird. Röntgenaufnahmen der

Nase, eine Rhinoskopie und zytologische Nasensekretuntersuchungen sind bei der Staupe nicht als sinnvoll zu erachten. Die Therapie und Prophylaxe der Staupeinfektion wird bei den tiefen Atemwegen abgehandelt.

Wie bereits der Begriff ,,**Katzenschnupfen**" erkennen läßt, ist die Hauptsymptomatik der Felinen **Herpesvirus-1- und Calicivirus-Infektion** auf die Nase konzentriert. Die Infektion betrifft häufig junge Katzen und solche Tiere, deren körpereigenes Abwehrsystem vorübergehend (Streß, Absetzphase, Tierheim, Katzenpension, Ausstellungen u. ä.) oder permanent (FeLV-, FIV-Infektion) gestört ist.

Die Klinik ist in der Anfangsphase gekennzeichnet durch serösen Nasen- und Augenausfluß, Niesreiz, reduziertes Allgemeinbefinden mit Fieber bis 41 °C, Apathie und Inappetenz bis Anorexie. In der Maulschleimhaut bilden sich oft schnell schmerzhafte Erosionen und Ulzera, die Tonsillen sind vergrößert und hyperämisiert, das Rachendach streifig gerötet. Durch bakterielle Superinfektion (u. a. mit Chlamydien, verschiedenen Kokkenarten, *E. coli, Bordetella bronchiseptica, Pasteurella* spp.) wird der Nasen- und Augenausfluß rasch purulent und zähflüssig, so daß Augenlider und Nasenspiegel verkleben und die Nasengänge stenosieren. Dies führt zu einer erheblichen Dyspnoe, häufig mit Maulatmung. Durch die massive Einschränkung des Riechvermögens verweigern die Katzen jegliche Futter- und Tränkeaufnahme. Zunehmend kommen durch die Besiedlung der Trachea und Bronchien mit Viren und Bakterien auch Symptome des unteren Respirationstraktes (Husten, Polypnoe) hinzu.

Die Diagnose ergibt sich aus der pathognomonischen Symptomatik. In der unspezifischen Anfangsphase (Fieber, Anorexie, Apathie) kann es sinnvoll sein, durch eine Leukozytenzählung den Katzenschnupfen von der Panleukopenie abzugrenzen. Röntgenaufnahmen, endoskopische Maßnahmen oder zytologische Untersuchungen bringen keine wesentlichen Erkenntnisse, so daß auf sie verzichtet werden kann. Allenfalls ist in der purulenten Phase die Anzüchtung der bakteriellen Erreger aus Sekretproben der Nase empfehlenswert, um eine gezielte Antibiose durchführen zu können. Bei Verdacht auf eine Chlamydieninfektion wird mit ei-

nem mit physiologischer Kochsalzlösung getränkten Tupfer ein
Abstrich von der Lidbindehaut angefertigt und auf einem Objektträger zum Antigennachweis fixiert[1]) (Untersuchung in Speziella-
bors, Probenverarbeitung im Vorfeld mit diesen absprechen!).
Die Therapie des Katzenschnupfens ist bezüglich der Viruskom-
ponente rein symptomatisch. Die wichtigste Maßnahme besteht in
der Rehydrierung der schnell durch Sekretverlust, Fieber und Ver-
weigerung der Tränke dehydrierten Tiere. Als Faustregel für die
notwendige Menge an Vollelektrolytlösung können 100 ml/kg/Tag
– als i. v. Dauertropfinfusion oder auf mehrere subkutane Depots
verteilt – gelten. Dagegen kann auf die Gabe von Futter an den
ersten beiden Krankheitstagen verzichtet werden. Fressen die
Katzen allerdings danach immer noch nicht selbständig, so sollte
mit der (flüssigen) Zwangsfütterung (Spritze, evtl. auch mittels lie-
gender Magensonde) und der Dauertropfinfusion von Glucose begonnen werden. Um die Atmung für die Tiere zu erleichtern, muß
mehrmals täglich die Nase vorsichtig von verklebtem Sekret gerei-
nigt und die Haut mit einer Fettcreme gepflegt werden. Durch
mehrmals tägliches Einsprühen oder Eintropfen von Nasentrop-
fen (z. B. Xylometazolin [Otriven® 0,05%] oder Phenylephrin +
Dimetindenmaleat [Vibrocil®] in den ersten beiden Tagen oder von
physiologischer Kochsalzlösung) schwillt die Schleimhaut ab und
wird gleichzeitig angefeuchtet. Auch eine Verflüssigung und Auflockerung des Sekrets werden erreicht. Inhalationen wirken in der
gleichen Richtung. Die Augen sind ebenfalls in die Reinigungs-
maßnahmen einzubeziehen (antibiotikahaltige Augensalbe oder
-tropfen, keine Kamillenlösung!). Daneben wird durch die Gabe
eines Breitspektrumantibiotikums, nach Anzüchtung entsprechend dem Resistenztest, die weitere Vermehrung der beteiligten
Bakterien unterbunden. Empfohlen werden können in diesem Zusammenhang Ampicillin sowie Amoxicillin + Clavulansäure per
os oder als Depotinjektion subkutan. Beide Wirkstoffe eignen sich
auch besonders zur oralen Therapie, weil sie als Saft oder Tropfen
verabreicht werden können. Bessert sich unter dieser Therapie

---

[1]) Imagen®: spezielle Objektträger mit Abstrichfeldern und Aceton als
Fixativum

zwar das Allgemeinbefinden, ist jedoch nach etwa acht Tagen immer noch eitrige Sekretion vorhanden, so sind meist Chlamydien beteiligt. Diese werden am besten durch Tetrazykline bekämpft, doch ist bei Jungtieren unter einem Jahr zu bedenken, daß diese gelbe Einlagerungen im Zahnschmelz verursachen sowie im wachsenden Knochen abgelagert werden.
Eine wirkungsvolle Prophylaxe gegen die schweren Formen des Katzenschnupfens ist durch die Impfung mit einer Kombinationsvakzine gegen das Feline Herpesvirus und zwei Stämme der Caliciviren (evtl. mit Chlamydien) möglich. Eine zweimalige Grundimmunisierung im Welpenalter und eine jährliche Auffrischungsinjektion sind notwendig. Allerdings kann diese Impfung nicht verhindern, daß nicht geimpfte Calicivirusstämme eine leichte Form des Schnupfens verursachen.
Während die Prognose des Katzenschnupfens bei der empfohlenen Therapie in der Regel gut ist, kann es in Einzelfällen zu bleibenden Augenveränderungen (verlegte Tränennasenkanäle, Hornhautdefekte, Blindheit nach Panophthalmie) sowie chronischer Rhinitis mukopurulenter Form (bisweilen mit Degeneration und Lyse der Nasenmuscheln) kommen.

2.1.1.2 Bakterielle Infektionen

Außer der Chlamydieninfektion im Rahmen des Katzenschnupfenkomplexes (s. 2.1.1.1) spielen auf der Nasenschleimhaut von Hund und Katze primäre bakterielle Infektionen keine Rolle. Hingegen können viele Keimarten (verschiedene Kokkenarten, Enterobacteriaceae einschließlich *E. coli*, *Pasteurella* spp., Bordetellen, Klebsiellen, *Pseudomonas* spp., *Proteus* spp. u. a.) das durch andere Noxen oder Krankheiten vorgeschädigte Nasenepithel besiedeln und sich dort vermehren. Dabei reicht die Palette der Vorschädigung von viralen Infektionen über zu trockene Luft in geheizten Räumen bis hin zu Fremdkörpern, degenerativen Knorpelveränderungen und Tumoren in der Nase.
Die Bakterieninfektionen zeigen sich durch schleimigen bis eitrigen Nasenausfluß, wobei die Menge des Fluors durchaus variie-

ren kann und intermittierend zu- und abnimmt. Die Nasenschleimhäute sind im endoskopischen Bild deutlich diffus gerötet und leicht bis mäßig geschwollen (Abb. 5). Eine Behinderung des Luftstroms in den Nasengängen kann damit verbunden sein. Durch die ständige Entzündung ist die Schleimhaut sehr fragil, so daß leicht spontan oder durch Niesen ausgelöst Blutungen entstehen können. Die Röntgenbefunde sind variabel und spiegeln mehr die Grundkrankheit als die Bakterieninfektion wider. Die beteiligten Bakterien können leicht durch eine Kultur aus einer Sekretprobe isoliert werden. Neben der Gabe eines im Antibiogramm wirksamen Antibiotikums über zwei bis drei Wochen sollte jedoch immer versucht werden, therapeutisch an der resistenzmindernden Ursache der Bakterienbesiedlung anzusetzen. Da diese jedoch oft nicht dauerhaft beeinflußt werden kann, ist die Prognose für die völlige Freiheit von Bakterien meist ungünstig, und Rezidive sind häufig.

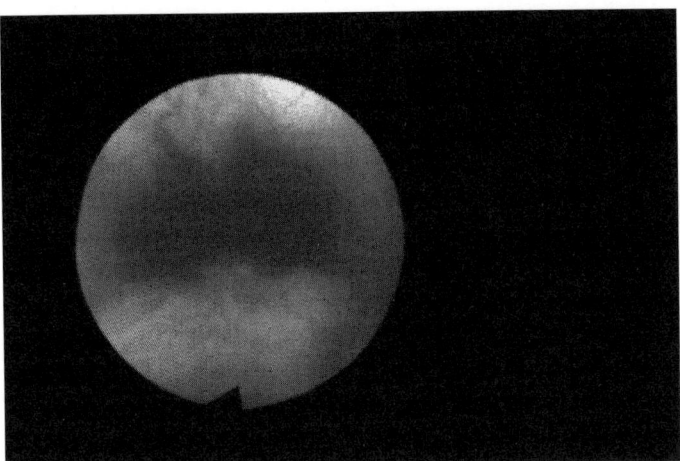

Abb. 5. Endoskopisches Bild aus dem Nasenrachen, retrograde Spiegelung mit einem um 180° aufgewinkelten flexiblen Endoskop, Durchmesser 9 mm: Blick in die kaudalen Nasenöffnungen; das Nasenseptum ist am Rachendach als Raphe erkennbar, der Pfeil zeigt auf das Gaumensegel. Eine leichte fleckige Rötung und Gefäßinjektion sind sichtbar.

2.1.1.3 Mykotische Infektionen

Pilzinfektionen in der Nase des Hundes (sehr selten auch bei der Katze) werden in der Regel von Schimmelpilzen ausgelöst. Dabei spielt v. a. *Aspergillus fumigatus* als fakultativ pathogener Keim eine Rolle. Andere Schimmelpilzarten (z. B. *Penicillium* spp.) werden bisweilen gesehen, kommen aber nur sehr selten vor. Da die Schimmelpilze aufgrund ihres ubiquitären Vorkommens oft auch auf der gesunden Nasenschleimhaut zu finden sind, kann eine Vorschädigung des Epithels (Trauma, Fremdkörper, Tumor, Zahnfistel etc.) eine tiefere Besiedelung der Schleimhaut und der Knorpel- und Knochenanteile der Nase begünstigen. Allerdings kann *Aspergillus* auch per se eine lokale Immunsuppression bewirken und damit primär pathogen werden.

Die Hunde zeigen meist keine Störung des Allgemeinbefindens, fallen jedoch oft schon einige Zeit wegen vermehrten Niesens und initial meist einseitigen mukopurulenten Nasenausflusses auf, der im Laufe der Zeit beidseitig wird. Einige Tiere werden jedoch auch erst vorgestellt, wenn der Nasenausfluß Blutbeimengungen enthält oder richtiges Nasenbluten auftritt. Diese Blutungen entstehen durch die Arrosion von Schleimhautgefäßen, da die Pilzrasen das Oberflächenepithel bis in die Submukosa hinein infiltrieren. Prinzipiell kann die klinische Symptomatik der nasalen Aspergillose nicht von derjenigen bei Tumoren in der Nase unterschieden werden.

Die Diagnostik umfaßt alle möglichen Methoden, wobei Röntgenaufnahmen zunächst den Sitz der Läsionen lokalisieren und eventuell bereits vorhandene lytische Knorpel- und Knochenbereiche anzeigen. Eine differentialdiagnostische Abgrenzung von Tumoren und Zahnerkrankungen kann damit eingeleitet werden. Als nächster diagnostischer Schritt wird die Rhinoskopie eingesetzt. Dafür muß allerdings ein mindestens 24stündiges Intervall ohne Epistaxis abgewartet werden. Erfahrungsgemäß liegen Pilzinfektionen häufiger im rostralen als im kaudalen Teil der Nase (Infektionsweg durch Aspiration?). Die von den Schimmelpilzen gesetzten Veränderungen sind als weiß-graue Bereiche die Schleimhaut rasenartig überziehende Plaques leicht zu erkennen. Dabei fallen auch die weiten Platzverhältnisse in der Nase, ausgelöst durch den entzündlichen Abbau der Knorpel- und Knochensubstanz, auf. Aus diesem veränderten Bereich sollten Proben (mit der Zytologiebürste entnommen) für die Kultur und Zytologie, eventuell auch Biopsieproben für die histologische Untersuchung gewonnen werden. Während die Anzüchtung der Pilze ca. eine Woche dauert und die Histologie in der Regel ebenfalls zwei bis drei Tage benötigt, kann mit dem zytologischen Nachweis von Schimmelpilzen die Diagnose innerhalb weniger Stunden bestätigt werden.

Die Therapiemaßnahmen gliedern sich in lokale und systemische Medikationen und die chirurgische Kürettage der veränderten Nasenbezirke. Meist werden die drei Maßnahmenkomplexe kombiniert. Dennoch sind die Aussichten auf eine vollständige Ausheilung meist geringer als 50%. Folgende Therapieschemata werden empfohlen:

- therapeutische Spülung der Nasengänge mit jodhaltigen Desinfektionslösungen,
- Spülung der Nasengänge mit antimykotischen Medikamenten (z. B. Thiabendazol, Ketokonazol) von rostral oder über Drainageschläuche nach chirurgischer Intervention,
- Thiabendazol, 20 mg/kg/Tag auf 2× verteilt p. os über 6 Wochen oder
- Ketokonazol, 10 mg/kg/Tag auf 1–2× p. os über 6 Wochen,
- Trepanation der Nasenhöhlen und -nebenhöhlen und Entfernung des betroffenen Gewebes inklusive der Nasenmuscheln durch Kürettage, daran anschließend 5 bis 10 Tage lang Spülung der Nasengänge und Nebenhöhlen über eine liegende Drainage (s. o.).

Auch andere Medikamente werden für die systemische (z. B. Amphotericin B, 5-Fluorocytosin) und lokale (Nystatin, Natriumiodid) Medikation genannt. Die erzielten Erfolge sind wechselhaft.

In Gegenden, in denen die Kryptokokkose gehäuft vorkommt, kann auch eine Besiedlung der Nasenschleimhaut mit diesen Pilzen erfolgen. Der Infektion liegt meist eine Immunsuppression zugrunde. Katzen (oft FeLV-positiv) sind häufiger betroffen als Hunde.

Die Symptomatik besteht in eitrigem Nasenausfluß, Niesreiz und Stenose der Nase. Bisweilen sind auch Umfangsvermehrungen auf dem Nasenrücken palpabel. Die Diagnose wird durch Nachweis der Mikroorganismen aus dem Nasensekret oder mit einer Feinnadelbiopsie aus der Umfangsvermehrung gestellt.

2.1.1.4 Parasitäre Infestationen

Parasitäre Infestationen der Nasen- und Nasennebenhöhlen sind bei Hund und Katze sehr selten. Vereinzelt werden jedoch adulte oder Larvenformen der Milbe **Pneumonyssus caninum** als saprophytäre Bewohner der Nasenschleimhaut beim Hund gefunden. Bisweilen verursacht der Parasit auch leichte Irritationen der Nasenschleimhaut und Niesen. Eine Therapie ist jedoch in der Regel nicht erforderlich.

Auch **Linguatula serrata** aus der Gruppe der Pentastomata saugt sich an der Nasenschleimhaut fest und löst Niesen und Nasenbluten aus. Dieser Parasit ist in Italien und den Balkanländern heimisch und wird deshalb häufig bei Hunden gefunden, die aus dem Urlaub von dort mitgebracht worden sind. Die Diagnose wird bei beiden Parasiten direkt über den rhinoskopischen Nachweis der adulten Tiere oder über den Nachweis von embryonierten Eiern im Nasensekret oder im Kot gestellt. Das Nasensekret enthält bei diesen Parasiteninfestationen häufig einen erhöhten Anteil an eosinophilen Granulozyten. Als Therapie der Wahl gilt die operative Entfernung.

Der Helminth **Capillaria aerophila** wird normalerweise in den tiefen Atemwegen gefunden, kann jedoch ausnahmsweise auch die Schleimhaut der Nase und Nasennebenhöhlen besiedeln. Die Diagnose wird durch den Nachweis der typischen *Capillaria*-Eier im Nasenausfluß gestellt, der als zelluläre Komponenten vermehrt neutrophile und eosinophile Granulozyten enthält. Zur Therapie wird vornehmlich Levamisol (Citarin L®) eingesetzt.

Das Protozoon **Leishmania donovani** verursacht als intrazellulär in den Makrophagen sich vermehrender Parasit neben anderen Organmanifestationen (Haut, Augen, Leber, Nieren, Knochenmark, lymphoretikuläres System) häufig auch entzündliche Veränderungen der Nasenschleimhaut, die klinisch durch phasenweise sich wiederholende Epistaxisschübe auffallen. Der pathogenetische Mechanismus, der dazu führt, daß Blutungen vornehmlich in der Nase auftreten, ist nicht genau bekannt. Differentialdiagnostisch müssen bei rezidivierendem Nasenbluten außer der Leishmaniose auch Tumoren der Nase, mykotische Infektionen, Zahnwurzelgranulome und systemische Gerinnungsstörungen abgegrenzt werden. Da vorberichtlich jedoch meist ein Aufenthalt des Hundes im südlichen (subtropischen bis tropischen) Ausland innerhalb der letzten zwölf Monate nachgewiesen werden kann, ist es mit Hilfe einer serologischen Antikörperbestimmung nicht schwierig, die Leishmaniose definitiv zu diagnostizieren. Bisweilen liegt bei diesen Patienten gleichzeitig eine durch Ehrlichien ausgelöste Thrombozytopenie vor, die ebenfalls serologisch abgeklärt werden kann. Therapeutisch werden bei einer Leishmanieninfektion 5wertige Antimon-Präparate (Pentostam®, Glucantime®) eingesetzt. Die Wirksamkeit von Allopurinol bei der Behandlung der Leishmanieninfektion wird z. Zt. klinisch geprüft.

2.1.2 Fremdkörper in der Nasenhöhle

Fremdkörper können auf verschiedenen Wegen in die Nasenhöhle und den Nasopharynx gelangen. Dabei ist die Aspiration von rostral durch die Nasenöffnungen nur für kleine, leichte, evtl. flexible Teilchen (z. B. Pflanzenpartikel, Papierschnipsel, Metallspäne, Federn) möglich, die beim Stöbern und kräftigen Schnüffeln von Hunden in die Nasenhöhlen gelangen können. Katzen sind durch ihre wesentlich vorsichtigere Art des Schnupperns dagegen kaum gefährdet für diese Art der Aspiration. Durch den sofort ausgelösten heftigen Niesreiz werden die meisten der Partikel sofort wieder aus der Nase ausgestoßen, so daß nach zwei bis drei Tagen, in denen leichter muköser bis mukopurulenter Ausfluß und gelegentliches Niesen oder Niesanfälle vorhanden sein können, meist eine Restitutio ad integrum eintritt. Je nach dem aspirierten Material können Schmutzkeime oder Schimmelpilze in die Nasenhöhlen eingeschleppt werden und dort auch nach dem Ausniesen des eigentlichen Fremdmaterials über einen längeren Zeitraum zu einer entzündlichen Reaktion führen. Hier ist mitunter die Verabreichung eines Antibiotikums, möglichst nach Resistenzbestimmung, angezeigt. Setzen sich Pilze in den Nasenschleimhäuten fest, so führt dies in der Regel zu langwierigen und äußerst therapieresistenten Infektionen, deren unangenehmer Nebeneffekt die Arrosion von Blutgefäßen und damit rezidivierende Epistaxis ist. Gelegentlich können die Fremdkörper jedoch auch nicht vollständig eliminiert werden, brechen oder reißen ab oder spießen sich in die weiche Nasenschleimhaut ein. In diesen Fällen kommt es in der Nase zu einer dauernden Reizung, die mit Entzündungssymptomen wie Niesreiz, Schwellung der Schleimhaut mit Stenose des Atemwegs, Ausfluß von serösem bis purulentem Charakter, bisweilen auch hier Nasenbluten einhergehen.

Weitaus mehr Fremdkörper als von rostral werden durch den Nasopharynx retrograd in die Nasenhöhlen aspiriert. Dies geschieht sowohl beim Hund als auch bei der Katze vor allem nach Aufnahme von harten Gräsern, die abgeschluckt und wieder erbrochen werden. Dabei werden die Halme (beim Hund auch Holzpartikel nach dem Zerkauen von Stöcken) durch heftiges Würgen von hinten in den Nasenrachen getrieben, wo sie sich in die Schleimhaut einspießen oder auf dieser mit ihrer rauhen Oberfläche durch Adhäsion haften bleiben. Die schnell anschwellende Schleimhaut und entzündliche Sekrete verkleinern das Lumen um den Fremdkörper so rasch, daß nach Eintritt dieser Aspiration auch durch heftigstes Niesen und Würgen eine Entfernung des Materials nicht mehr möglich ist.

Röntgenaufnahmen können die Diagnose dieser Fremdkörperaspirationen von rostral und kaudal nach der Stellung der Verdachtsdiagnose aufgrund der Anamnese (plötzlich eintretendes heftiges Niesen und Würgen, begleitet von zunehmender Stenose eines oder beider Nasengänge und entzündlicher Reaktionen mit Nasenausfluß, Vergrößerung der retropharyngealen Lymphknoten, Augenausfluß infolge Verlegung des Ductus lacrimalis, Schmerzreaktion bei der Palpation und Perkussion der Nasenhöhle) mit dem Bild einer deutlichen lokalen Verschattung erhärten. Die endoskopische Absicherung hängt von der Art und Größe des Fremdkörpers, seiner Lage und der verbliebenen Durchgängigkeit der Nasengänge für das Rhinoskop ab. Während Fremdkörper im rostralen Drittel und im Nasenrachen in der Regel gut zu erkennen sind, ist die Visualisierung eines (kleinen!) Fremdkörpers im mittleren Nasendrittel (Bereich der Endoturbinalia mit sehr enger Faltenbildung) ausgesprochen schwierig. Für die Untersuchung dieses Bereichs sind ausschließlich dünne, starre Optiken mit einem maximalen Durchmesser bis 3 mm verwendbar. Der Zugang in den Nasenraum von rostral ist nach Überwinden des Nasenflügels im mittleren Nasengang, parallel zur Nasenscheidewand gegeben. Vom Meatus medius aus kann im vorderen Drittel auch der ventrale Nasengang erreicht werden, und auch die dorsale Abteilung kann eingesehen werden. Die Passage nach kaudal ist jedoch im mittleren Nasengang wegen des größeren Lumens am besten möglich und mit dem geringsten Risiko einer Blutung verbunden. Im Bereich der Endoturbinalia ist die geradlinige Führung entlang des Septum nasi nicht mehr gegeben, hier muß der Untersucher einen Weg für sein Gerät durch das Labyrinth der engen Nasenmuschelwindungen finden. Bei der Katze und kleinen Hunderassen endet die prograde Rhinoskopie in diesem Bereich. Beim mittleren und großen Hund kann bei nur geringer Schleimhautschwellung eine Passage der Gerätespitze bis in den Choanenbereich möglich sein, so daß sogar ein Blick auf den Larynx möglich ist. Doch ist dies keineswegs der Normalfall. Eine weitaus bessere und auch bei kleinen Hunden und Katzen immer anzuwendende Adspektion des Nasopharynx und der kaudalen Eingänge der Nasengänge kann mit einem starren Endoskop mit Haken für die Retraktion des Gaumensegels und schräg nach oben gerichteter Optik (Katzen, Hunde bis ca. 8 kg) oder mit einem flexiblen Endoskop (Durchmesser < 10 mm), dessen Spitze um 180° aufgewinkelt ist, erreicht werden. Dabei wird der so geformte „Haken" aufgewinkelt seitlich liegend in den Larynx hineingeschoben, dort aufgerichtet, in das Velum palatinum eingehängt, der Winkel um ca. 30° geöffnet und das gesamte Gerät wieder in Richtung Untersucher, also mit der Spitze Richtung kaudale Naseneingänge gezogen. Auf diese

Weise ist eine gute Inspektion des Nasenrachens und der Choanen möglich, und auch Gewebeprobenentnahmen können mit einer flexiblen Zange, die im Arbeitskanal des Endoskops geführt wird, entnommen werden. Für das Entfernen des flexiblen Endoskops aus diesem Bezirk wird das Gerät so weit vom Untersucher weggeschoben, bis das Gaumensegel zu erkennen ist, dann rasch die Aufwinkelung aufgehoben und das Gerät zügig aus dem Larynx herausgezogen.

Schwieriger als die Endoskopie selbst ist jedoch die Extraktion eines Fremdkörpers aus den vorderen zwei Dritteln der Nase, da die Nasengänge infolge der Entzündung meist gerade für das 2 mm dicke Rhinoskop, kaum aber zusätzlich für eine Faßzange passierbar sind. Therapeutisch wird hier deshalb häufig nur eine Trepanation der Nasenhöhle mit vollständigem Ausräumen der Nasenmuscheln um den Fremdkörper herum in Frage kommen. Die Prognose ist bei diesem Procedere allerdings auch vorsichtig zu stellen, was die Restitutio ad integrum betrifft, da nach dieser Operation leider oft ein permanenter Nasenausfluß (mit Niesreiz) bestehenbleibt. Besser ist die Prognose für die Extraktion von Fremdkörpern aus der rostralen Nasenhöhle mittels Rhinoskopie; bei sehr feinen Partikeln ist auch die ausgiebige Nasenspülung (mit physiologischer Kochsalzlösung, Kamillosan®-Lösung, verdünnter Jodlösung) hilfreich. Fremdkörper, insbesondere Grashalme und ähnliches, im Nasenrachen können mit den flexiblen Endoskopen mit Zangen gefaßt und vorsichtig, damit sie nicht abreißen, nach kaudal herausgezogen werden. Sind die Halme am Larynxdach sichtbar, können auch starre Gerätschaften Verwendung finden. Nach der Extraktion hilft eine Nasenspülung, angesammeltes Sekret und Blut zu entfernen. Außerdem trägt zur schnelleren Ausheilung die Gabe eines Breitspektrumantibiotikums über fünf bis sieben Tage bei.

Fremdkörper der Nase im weiteren Sinne stellen auch perforierende Objekte (meist Metall, Holz- oder Kunststoffsplitter) aus der Maulhöhle dar, ebenso wie sequestrierte Knochenteile z. B. nach Frakturen des Nasenbeins oder der Maxillae. Letztere können gut röntgenologisch diagnostiziert werden, die ersteren lassen sich bei einer gründlichen Untersuchung der Maulhöhle in der Regel, unschwer erkennen. Die Therapie besteht in der Beseitigung des auslösenden Fremdobjekts.

2.1.3 Zahnerkrankungen mit Auswirkung auf die Nasenhöhle

Kariöse Prozesse im Bereich der Zähne des Oberkiefers führen in ihrem Verlauf häufig zu Zahnwurzelvereiterungen und -granulomen (Abb. 6). Diese Entzündungen der Knochensubstanz der Maxillen und des Nasenbeines haben in der Regel Schwellungen der angrenzenden Weichteile im Gefolge, so daß auch die Schleimhäute in den Nasenhöhlen betroffen sein können. Dabei kommt es nicht nur zu einer reaktiven Hyperämie, sondern meist auch zu vermehrter Sekretion und bakterieller Sekundärbesiedelung.

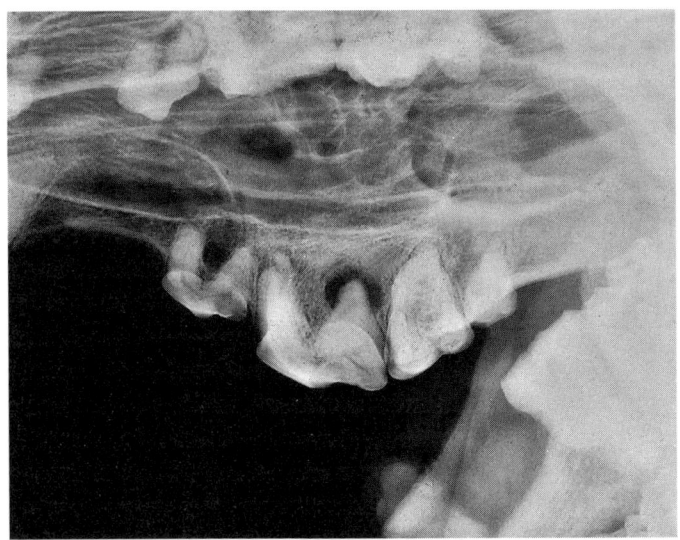

Abb. 6. Röntgenaufnahme vom Oberkiefer eines Cockerspaniels, männlich, 9 Jahre, in Schrägprojektion: Zahnwurzelgranulom am P₄.

Niesreiz, anfangs seröse, dann mukopurulente Sekretion ist die Folge. Bisweilen bricht sich auch ein abszedierendes Wurzelgranulom in die Nase hinein Bahn, so daß kariös stinkende Eitermassen aus den Nasengängen ausgeniest werden. Je nach Lage des betroffenen Zahnes ist der rostrale mittlere oder kaudale Bereich der Nase betroffen. Die Verdachtsdiagnose kann meist bereits durch eingehende Untersuchung der einzelnen Zähne (Adspektion, Druckpalpation und Sondierung von Zahnfleischtaschen) von der Maulhöhle aus gestellt werden; sie wird dann am schnellsten und besten mit Hilfe von schräg projizierten Röntgenaufnahmen (s. 1.2.1.) abgesichert, auf denen die Wurzeln der einzelnen Zähne des Oberkiefers dargestellt sind. Therapeutisch sollte der betreffende Zahn extrahiert und der Fistelkanal in die Nasenhöhle von der Mundhöhle aus mit einer jodhaltigen Lösung ausgiebig gespült werden (Cave! Aspirationsgefahr!). Im Anschluß an die Entfernung des Zahnes sollte 8 bis 10 Tage ein knochengängiges Breitspektrumantibiotikum (z. B. Clindamycin, Amoxicillin + Clavulansäure, Lincomycin) gegeben werden.

Bedeutung sollte der Tatsache zugemessen werden, daß insbesondere die Backenzähne von Hund und Katze sich häufig auch ohne Karies und Zahnstein lockern können, wenn das haltgebende Knochengewebe der Zahnfächer durch tumoröse Veränderungen in seiner Struktur Auflösungserscheinungen zeigt. Oft sind in diesem Zusammenhang auch Fistelkanäle von der Zahnwurzel in die Nasenhöhle vorhanden, so daß chronischer Nasenausfluß das vorherrschende Symptom darstellt. Während bei einem rein entzündlichen Wurzelgranulom nach Extraktion des betreffenden Zahnes die sekundären Schleimhautveränderungen in der Nase vollständig zur Abheilung kommen und der Nasenausfluß auf Dauer verschwindet, ist dies bei einem zugrunde liegenden Knochentumor nur vorübergehend der Fall. Meist werden hier innerhalb von einigen Wochen bis Monaten der Sekretfluß und andere begleitende Symptome (wie Niesreiz, Stenosegeräusche, je nach Lokalisation auch vermehrtes Röcheln und Schnarchen, einseitiger Exophthalmus, Auftreibungen oder auch Einziehungen am Knochen) wieder auftreten. Da auf den üblichen Röntgenaufnahmen die durch den Tumor gesetzten Veränderungen in der Regel

nur unzureichend zu erkennen sind, empfiehlt sich bei einem der-
artigen Rezidiv die Anfertigung eines Computertomogramms zur
Absicherung der Diagnose. Die Prognose ist bei Bestätigung
eines Tumors infaust, palliative Maßnahmen (Extraktion des Zahnes, Antibiose zur Bekämpfung der sekundären Bakterienflora)
können für den Patienten jedoch durchaus noch einige Monate
ohne größere Beschwerden erbringen.

2.1.4 Tumoren in der Nase und im Nasopharynx

Bei den Tumoren in der Nase von Hund und Katze kann man nach
dem Ausgangsort und dem Malignitätsgrad folgende Unterschei-
dung treffen:
- polypenartige benigne Schleimhautwucherungen (sehr selten
  beim Hund, bei der Katze häufiger im Nasenrachen),
- maligne Schleimhautveränderungen (vornehmlich Plattenepithelkarzinome),
- maligne Tumoren der Knorpelsubstanz der Nase (Chondrosar-
  kome),
- maligne Tumoren der Knochensubstanz der Nase (Osteosarkome),
- maligne Tumoren der weißen Blutzellen (Lymphosarkome vor
  allem bei der Katze).

Diese Auflistung zeigt bereits, daß die meisten Tumoren in der Nase der Fleischfresser maligne sind, was sich in einem hohen Grad
lokal-invasiven Wachstums und frühzeitiger Metastasierung in die
regionären Lymphknoten ausdrückt.

Die klinischen Symptome sind in allen Fällen gleichartig: anfangs
vermehrtes Niesen und seröser Nasenausfluß, dann zunehmende
Sekretion, die meist mukopurulent wird und auch bisweilen durch
das Niesen ausgelöste Blutbeimengungen aufweisen kann. Je
nach Lage, Ausbreitungstendenz und Größe des Tumors können
im Verlauf des weiteren Wachstums folgende Symptome hinzukommen: leises pfeifendes, schnarchendes oder auch laut rö-
chelnd-schnorchelndes Stenosegeräusch, zunehmende Behinderung der Nasenatmung bis zum Einsetzen einer ständigen Maul-

atmung, Druckempfindlichkeit bis hin zum Druckschmerz bei Palpation der betroffenen Region, Auftreibungen oder Einziehungen am Nasenbein oder Oberkieferknochen, Lockerung von Zähnen im Bereich des Tumors (s. 2.1.3), einseitiger Exophthalmus, Verlust des Geruchssinns, Appetitlosigkeit, Reduktion des Allgemeinbefindens, zentralnervale Ausfälle bei Beteiligung des Gehirnschädels, der Ethmoidturbinalien oder erhöhtem Druck auf Nervenbahnen und Gehirnanteile durch wachsende Tumormassen.

Die Diagnose kann auf mehrere Arten gestellt werden. Welches Diagnostikum angewendet wird und wie sicher die Diagnose damit bestätigt werden kann, hängt von der Art des Tumors und vor allem von seiner Lage in der Nase ab.

Die ersten Hinweise auf das Vorliegen eines Tumors können meist schon aus der Vorgeschichte und dem Nationale des Patienten gewonnen werden: Es handelt sich meist, jedoch nicht in allen Fällen, um ältere Tiere, die bereits seit Monaten einen therapieresistenten Nasenausfluß und Niesanfälle zeigen, bei denen auch mitunter heftige Blutungen auftreten können. Auch das Stärkerwerden eines Atemgeräusches in der Nase über längere Zeit kann auf einen Tumor hindeuten. Röntgenaufnahmen (s. 1.1) bringen meist nur dann näheren Aufschluß, wenn das Geschehen sich im Bereich der vorderen Nase bis zur Orbita abspielt, da hier Strukturveränderungen ohne Überlagerungen projiziert und im Seitenvergleich beurteilt werden können. Für weiter hinten gelegene Tumoren stellt hingegen das Computertomogramm das Diagnostikum der Wahl dar (Abb. 7). Die Rhinoskopie ist ein wertvolles Hilfsmittel zur Einschätzung von Veränderungen in der Nasenschleimhaut des vorderen und hinteren Nasendrittels.

Die Beurteilung von Umfangsvermehrungen in der Nase setzt jedoch eine genaue Kenntnis der physiologischen Strukturen der Nasenmuscheln und Endoturbinalia voraus, da deren zahlreiche Windungen nicht mit pathologischen Zubildungen verwechselt werden dürfen. Häufig ist die Schleimhaut im Bereich von Plattenepithelkarzinomen jedoch auch oberflächlich verändert, wulstige bis blumenkohlartige Wucherungen, vermehrte Gefäßeinsprossung sowie Oberflächendefekte kommen vor. Oft treten aber auch Blutungen aus den sehr oberflächlich liegenden Gefäßen auf, die

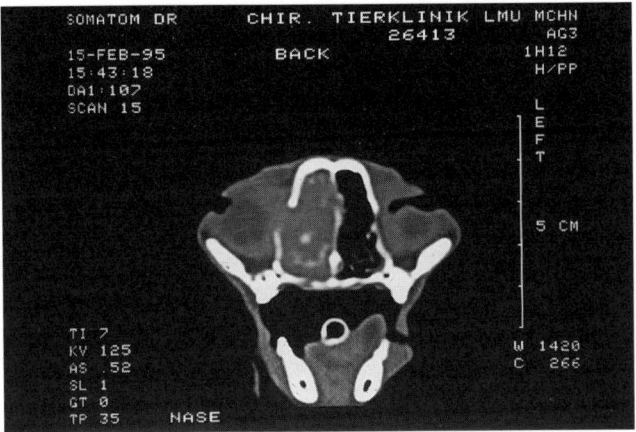

Abb. 7. Computertomographiebild von der Nase eines Hundes: Tumor.

eine genaue Beurteilung der vorliegenden Veränderungen stark einschränken.

Aussagekräftige Biopsieproben sind im rostralen Drittel der Nase ausgesprochen schwierig zu erlangen, da die Enge der Nasengänge ein Vordringen der Biopsiezange an den Herd der Veränderungen nur in wenigen Fällen gestattet. Dennoch ist die Rhinoskopie bei einiger Erfahrung des Untersuchers in ihrer Aussagekraft bei Weichteiltumoren im vorderen Nasendrittel ein nicht zu unterschätzendes Hilfsmittel. Während sie hier Hinweise geben und einen Verdacht erhärten kann, ist die retrograde endoskopische Untersuchung des Nasenrachens häufig die diagnosesichernde Maßnahme. Mit einem starren Endoskop mit Haken und Winkeloptik bei kleinen Fleischfressern oder einem an der Spitze zu einem U-förmigen Haken aufgewinkelten flexiblen Endoskop bei Hunden ab ca. 10 kg Körpermasse ist der Nasenrachen bis hin zu den hinteren Nasengängen in fast allen Fällen sehr gut zu visualisieren. Die Endoskope werden dazu seitlich liegend in den Nasenrachen geschoben, dort aufgerichtet, im Gaumensegel eingehakt und Richtung Choanen, also auf den Untersucher zugezogen. Tumormassen in diesem Bereich, in fortgeschrittenem Stadium häufig die kaudalen Naseneingänge ventilartig verschließend, können nicht nur adspektorisch begutachtet werden, sondern bei Verwendung eines Endoskops mit Arbeitsgang (Durchmesser Endoskop: mindestens 7 mm) auch histologisch gesichert werden. Da bei der Biopsie sehr oft starke Blutungen einsetzen, ist jedoch meist nur eine einmalige Probenentnahme möglich und die Aspiration von größeren Mengen Blutes in die tiefen Atemwege durch einen Tracheotubus zu verhindern.

Die therapeutischen Maßnahmen bei manifesten Tumoren in allen Teilen der Nase und der umgebenden Gewebe sind äußerst begrenzt. Bei Tumoren, die im Bereich des Nasenbeines in den Höhlen lokalisiert sind, ist die Möglichkeit gegeben, nach einer Trepanation der Knochenabdeckung die Tumoranteile sowie die umgebenden Nasenmuscheln chirurgisch auszuräumen. Der längerfristige Erfolg dieser Maßnahme hängt davon ab, ob alle Tumorzellen vor Ort tatsächlich entfernt werden können – was bei invasiv wachsenden Geschwülsten meist kaum möglich ist – und ob noch keine Metastasierung stattgefunden hat. Da es sich in aller Regel um maligne Tumoren handelt, sind diese beiden Voraussetzungen nur selten gegeben. Zudem ist zu bedenken, daß die Operation und ihre Nachwirkungen für den Patienten selbst eine starke Beeinträchtigung des Wohlbefindens darstellen, da der Geruchssinn verlorengeht, die Nasengänge postoperativ zugranulieren und so auch weiterhin eine deutliche Stenose der Nase bestehenbleibt. Auch die für den Besitzer unangenehme Sekretion aus der Nase tritt im Gefolge der Operation oft wieder auf und persistiert. Aus diesem Grund ist vor der Durchführung dieser chirurgischen Maßnahmen das Pro und Contra ausführlich mit dem Besitzer zu besprechen und nur bei dessen ausdrücklichem Wunsch die Operation indiziert.

Chemotherapeutische Maßnahmen sind bei dem meist vorliegenden Ausdehnungsgrad und auch bei der histologischen Zugehörigkeit der Tumoren (außer bei Lymphosarkomen[1]) nicht sinnvoll. Gleiches gilt für radiologische Therapieformen. Palliative Maßnahmen, wie z. B. die Extraktion gelockerter Zähne (s. 2.1.3), Nasen-

---

[1] Chemotherapiepläne für die Behandlung von Lymphosarkomen sind der entsprechenden Literatur zu entnehmen.

spülungen zur Sekretentfernung, Antibiotika für die Bekämpfung von Sekundärinfektionen, geben dem Tier hingegen für die nächste Zeit mehr Lebensqualität, ohne auf das Wachstum des Tumors selbst Einfluß zu nehmen. Akzeptiert der Besitzer den Nasenausfluß und die damit verbundene Verunreinigung der Wohnräume, so können die Hunde und Katzen mit Tumoren in der Nase ohne offensichtliche Schmerzen durchaus noch mehrere Monate bei relativ guter Lebensqualität verbringen. Eine Euthanasie des Patienten ist immer dann anzuraten, wenn zentralnervale Symptome auftreten, die Stenose der Nasengänge zu einer zunehmenden, für das Tier unangenehmen Dyspnoe führt, in kurzen Abständen immer wieder tropfende Nasenblutungen einsetzen oder andere sichtbare stärkere Beeinträchtigungen des Allgemeinzustandes, die auf Schmerzen hindeuten können, sich manifestieren (Apathie, Inappetenz bis Anorexie, Abmagerung etc.). Nicht zuletzt ist das Auftreten von Metastasen und ihren Auswirkungen in regionären Lymphknoten und der Lunge ein Grund, dem Besitzer zur Euthanasie zu raten.

2.1.5 Degenerative Erkrankungen der Nasenmuscheln

Degenerative Veränderungen in der knorpeligen Substanz der Nasenmuscheln treten vornehmlich bei Hunderassen auf, die auch sonst bezüglich ihrer Wirbelsäulen- und Gelenkcharakteristika in den Kreis der chondrodysplastischen Rassen eingeordnet werden. Dazu gehören die Rassen Dackel mit allen Unterarten, Pekinese, Mops, Bulldogge und Basset.
Meist sind ansonsten gesunde Hunde mittleren Alters ($>$ 5 Jahre) betroffen, bei denen als erste Symptome Niesreiz und seröse Sekretion auftreten, welche jedoch bald in einen schleimigen Auswurf übergeht, der sich als ausgesprochen therapieresistent erweist. Zugrunde liegt dabei eine degenerative Veränderung in den Knorpeln der Nasenmuscheln, die durch die Freisetzung und Zerstörung des chondroiden Grundmaterials zu einer chronischen

Entzündung führt, die auch auf die Nasenschleimhäute übergreift und zu den oben beschriebenen Symptomen Anlaß gibt. Da der Prozeß progredient verläuft, also immer neue Knorpelzellen von der Degeneration erfaßt werden, kommt die einmal in Gang gekommene Entzündung nur in wenigen Ausnahmefällen wieder zum Stillstand. Abgesehen von der genetischen Prädisposition ist bisher nicht bekannt, welche Ursachen zum Beginn der schleimigen Degeneration führen.

Die Diagnose stützt sich auf anamnestische Erhebungen (Rasse, Verlauf), röntgenologische Veränderungen (meist diffuse Verschattungen in beiden Nasenhöhlen, mitunter Lyse des Nasenseptums) sowie auf endoskopische Befunde. Hier werden neben dem stets vorhandenen schleimig-trüben Sekret in beiden Nasenhöhlen eine diffuse leichte Rötung und oft nur geringgradige Schwellung der Nasenschleimhäute gesehen. In fortgeschrittenen Stadien machen sich die lytischen Prozesse durch einen markanten Schwund an Nasenmuscheln und Endoturbinalien bemerkbar, so daß die sonst sehr enge Passage mit dem Endoskop in diesen Fällen trotz der Entzündungszeichen jetzt bemerkenswert einfach von rostral bis in den Nasenrachen hinein möglich ist. Die histologische Untersuchung von ausreichend großen Biopsieproben (Cave! Starke Blutungen!), die auch Knorpelanteile enthalten, zeigen einen entzündlichen Untergang dieses Gewebes.

Die Therapie der schleimigen Degeneration der Nasenmuscheln ist für alle Beteiligten in der Regel frustrierend. Durch konsequente tägliche Spülung der Nasengänge (stark verdünnte Jodlösungen, Kamillosan®, physiologische Kochsalzlösung), sofern die Hunde sich diese gefallen lassen, kann eine Lösung der Schleimmassen, eine Verbesserung des Abniesens und damit eine Reduktion des Fluors für den Rest des Tages erreicht werden. Auch Inhalationen mit reizlindernden Zubereitungen oder physiologischer Kochsalzlösung haben einen ähnlichen Effekt. Die Verschlechterung der Symptome durch bakterielle Sekundärinfektionen kann durch phasenweise Gabe eines Antibiotikums (möglichst nach Keimbestimmung und Antibiogramm) abgefangen werden. Die Prognose quoad restitutionem ad integrum bleibt jedoch infaust, und auch die Aussichten auf eine längerfristige Besserung sind eher als schlecht zu beurteilen. Da bisweilen ausgesprochen heftige Niesattacken die Tiere plagen und auch häufig eine Reduktion des Allgemeinbefindens erkennbar ist, insbesondere wenn die Erkrankung über längere Zeit persistiert, sind auch Anfragen der Besitzer bezüglich einer Euthanasie (häufig durch die Verschmutzung des häuslichen Umfeldes durch den Auswurf ausgelöst) mit in Betracht zu ziehen.

2.1.6 Mucinose der Nase beim Shar Pei

Eine genetisch festgelegte, aber in ihrem Ausprägungsgrad variierende Veränderung stellt die Einlagerung von Mucin in die Unterhaut des Nasenrückens beim Shar Pei dar. Durch diese Mucinose werden vor allem die nur knorpelig abgestützten Anteile des Nasenrückens zwischen Nasenspiegel und Os nasale komprimiert, was bei einem stärkeren Ausprägungsgrad zu einer dauernden Stenose und damit Behinderung der freien Atmung führen kann.
Die Diagnose ist einfach und stützt sich auf die Rassezugehörigkeit sowie die klinische Untersuchung. Eine Therapie ist nicht möglich, jedoch sollten Hunde mit mittelgradig bis stark ausgeprägter Einschränkung der Atmung im Sinne des Tierschutzes nicht zur Zucht verwendet werden.

2.1.7 Stenose der äußeren Naseneingänge bei brachycephalen Rassen

Viele Hunde- und auch Katzenrassen (Mops, Pekinese, Shi Tzu, Japan Chin, Lhasa Apso, Boxer, englische und französische Bulldoggen, Boston Terrier, Perserkatzen u. a.) mit einem sehr kurzen Gesichtsschädel weisen im Rahmen dieser angeborenen Veränderung auch einen sehr engen rostralen Naseneingang auf. Der Aditus nasi ist in Ruhe eng, aber durchgängig, bei verschärfter Inspiration jedoch wird der Nasenflügel nach medial Richtung Philtrum gezogen, so daß in dieser Situation ein fast vollständiger

Verschluß der Nasenlöcher resultiert. Nur durch eine massiv verschärfte inspiratorische Anstrengung kann dieser Widerstand überwunden werden. Durch den dadurch entstehenden Unterdruck wird jedoch das Weichteilgewebe im Pharynx und Larynx, das im Rahmen des Symptomenbildes bereits Veränderungen aufweist (überlanges Gaumensegel, Einengung des nasalen und pharyngealen Raumes, Instabilität der Kehlkopfknorpel und damit eventuell Kollaps der Kehlkopfhöhle), weiter entzündlich verändert (Ödematisierung und Verdickung der Schleimhäute, Einengung des gesamten oberen Atemweges während der Inspiration).

Die klinische Symptomatik wird geprägt von inspiratorischer Dyspnoe durch die Stenose, schnarchend-röchelndem Atemgeräusch, in fortgeschrittenen Fällen mit Hypoxie, Zyanose, Azidose und gelegentlich Synkopen. Die Krankheitszeichen werden bereits bei sehr jungen Tieren gesehen, doch nimmt der Schweregrad der Symptome in der Regel im Laufe der Zeit durch die progressiven Schleimhautveränderungen im Pharynx und Larynx zu.

Die Diagnose der stenosierten Nasenöffnungen kann bei den entsprechenden Rassen durch Adspektion und Beobachtung der Atembewegungen der Nase beim nicht anästhesierten Tier eindeutig gestellt werden. Eine Endoskopie ist nicht erforderlich, kann jedoch durch die Darstellung des Nasopharynx, des Gaumensegels und der Larynxhöhle eine prognostische Beurteilung des Gesamtbildes erleichtern.

Auch zur Verhinderung der konsekutiv entstehenden Weichteilveränderungen im Kehlkopfraum wird empfohlen, bei in stärkerem Maße betroffenen Tieren möglichst frühzeitig chirurgisch eine erweiternde Plastik der Nasenöffnungen durchzuführen. Dabei wird dorsolateral am Nasenflügel ein elliptisches Hautstück reseziert und dieser nach außen fixiert. Die Inspiration durch die Nase wird dadurch deutlich erleichtert, so daß der sekundär entzündliche Fortgang in den nachgeschalteten Atemwegen zumindest verlangsamt wird.

Zur Klinik, Diagnose und Therapie der Veränderungen im pharyngealen und laryngealen Raum beim Stenosesyndrom der brachycephalen Rassen wird auf Kapitel 2.2.4.1 verwiesen.

2.1.8 Epistaxis – Ursachen und diagnostisches Procedere

Die Schleimhäute der Nase enthalten ein reiches Gefäßgeflecht und zahlreiche Venenplexus, die in der gesunden Nase vornehmlich die Aufgabe der Anwärmung und Sättigung der Atemluft mit Feuchtigkeit übernehmen. Dieser Reichtum an Blutgefäßen prädestiniert die Nase jedoch auch dazu, durch vielfältige Ursachen in der Nase selbst oder auch systemischer Provenienz zu mehr oder weniger heftigen Blutungen (von der Schmierblutung im mukopurulenten Sekret bis zur laufenden Blutung über mehrere Stunden mit deutlichem Abfall des Hämatokrits) zu neigen. **Ursachen für eine Epistaxis** können sein:

- allgemeine Gerinnungsstörungen durch Vergiftung mit Vitamin-K-Antagonisten, Thrombozytopenien und -pathien, z. B. autoimmunbedingte thrombozytopenische Purpura, Bildungsstörungen von Thrombozyten, z. B. durch Östrogenvergiftung oder andere Toxine, Verdrängung von Knochenmarkzellen durch leukotische Infiltrate, Störungen der Bildung von Gerinnungsfaktoren durch Lebererkrankungen, Subhämophilie und manifeste Hämophilie;
- Thrombozytopenie bei Infektionen mit *Ehrlichia canis*;
- Infektionen mit *Leishmania donovani*;
- Arrosion von Gefäßen der Nasenschleimhaut bei lokalen Infektionen mit Schimmelpilzen, z. B. *Aspergillus* spp.;
- Blutungen aus Gefäßen der Nase im Zusammenhang mit dem lokalen Wachstum von Tumoren;
- Blutungen der Schleimhaut infolge chronischer (bakterieller) Entzündung;
- Blutungen infolge von Traumata im Bereich des Gesichtsschädels (Fremdkörper, Frakturen, Hämatome);
- Blutungen aus Fistelkanälen von Zahnwurzelgranulomen.

Das diagnostische Procedere leitet sich aus der Vielzahl der aufgeführten Ursachen für eine Epistaxis ab. Dabei ist vor einer Untersuchung des Organs Nase selbst eine systemische Ätiologie für die Blutungsbereitschaft auszuschließen. Anamnestisch sind dabei Art, Dauer und Verlauf der Epistaxis zu erfragen, andere auch scheinbar damit nicht in Zusammenhang stehende Krankheiten abzuklären (z. B. Lebererkrankungen), Zugang zu Giften (Rattengift) und Auslandsaufenthalte zu ermitteln. Das Tier selbst wird eingehend auf Blutungen an anderen Lokalisationen als der Nase untersucht (Unterhaut, alle sichtbaren Schleimhäute, Zahnfachblutungen, Hinweise auf Blut in Vomitus, Faeces oder Urin, Röntgen der Lunge).

Labordiagnostisch sollten die folgenden Parameter bestimmt werden:

- Thrombinzeit,
- partielle Thromboplastinzeit,
- Prothrombinzeit,
- Thrombozytenzahl,
- Thrombelastogramm (falls möglich),
- Thrombozyten-Autoantikörper,
- Ehrlichiose-Titer (bei Hunden nach Auslandsaufenthalten in subtropischen bis tropischen Ländern),
- Leishmaniose-Titer (bei Hunden nach Auslandsaufenthalten in subtropischen bis tropischen Ländern),
- Hämoglobin- und Hämatokritwerte zur Beurteilung des akuten und chronischen Blutverlustes,
- evtl. Retikulozytenzahl (bei höhergradigen Anämien),
- Leukose-Antigennachweis bei Katzen,
- Knochenmarkpunktion mit zytologischer Untersuchung bei Bildungsstörungen der Thrombozyten.

Bei der Beurteilung dieser Laborparameter ist zu beachten, daß starke einmalige oder länger anhaltende leichtere Blutungen mit Veränderungen im roten Blutbild einhergehen, die je nach Grunderkrankung stark differieren können.

Sind die genannten Vergiftungen, eine Ehrlichiose- oder Leishmaniose-Infektion, eine autoimmunbedingte Thrombozytopenie, eine Leukoseinfektion der Katze oder eine leukotische Infiltration des Knochenmarks beim Hund die Ursache für die Blutungen, so muß die jeweilige Grundkrankheit, sofern möglich, behandelt werden.

Ergeben die genannten Laborparameter jedoch keinen Hinweis auf eine systemische Ursache der Epistaxis, so setzen die weiteren diagnostischen Maßnahmen an der Nase selbst ein.

Zunächst sollten, wie bereits beschrieben, Röntgenaufnahmen von der Nase und den Zähnen des Oberkiefers angefertigt werden, um evtl. tumoröse Prozesse (Verdichtungen oder auch lytische Prozesse im Bereich der Nasenhöhlen) eingrenzen und Zahnwurzelgranulome ausschließen zu können. Zur weiteren Abklärung wird der Patient nach einem mindestens 24stündigen blutungsfreien Intervall dann in Vollnarkose pro- und retrograd rhinoskopiert, wobei wegen der geringeren Blutungsgefahr zunächst der Nasenrachen untersucht wird. Tumoren in diesem Bereich, aber auch mykotische Beläge und Plaques mit arrodierten Gefäßen sowie lymphofollikuläre Infiltrate beim Leukose/Lymphosarkom-Komplex der Katze können auf diese Weise häufig mit großer Sicherheit angesprochen und histologisch gesichert werden. Von rostral ist der endoskopischen Untersuchung im Gefolge von Nasenblutungen jedoch häufig durch eine stark beeinträchtigte Sicht infolge von blutigem Sekret und oft bei der Untersuchung selbst wieder einsetzender Epistaxis eine deutliche Grenze gesetzt. Auch wenn verdächtige Bezirke zwischen den Conchen und Endoturbinalien gesichtet werden können, ist meist keine Gelegenheit zur Probenentnahme und damit histologischen Sicherung der Diagnose vorhanden. Bei Verdacht auf eine Pilzinfektion kann die Kultur einer Nasenspülprobe oder auch eines Abstrichs von der Endoskopspitze die Diagnose bestätigen, ein negatives Kulturergebnis schließt aber eine tatsächlich vorliegende Infektion nicht aus. In diesem Fall sollte der erfahrene Untersucher den makroskopischen Endoskopiebefund zur Grundlage seiner Diagnose machen. Wird hingegen rhinoskopisch ein Tumor vermutet, der mangels Probenmaterial nicht histologisch gesichert werden kann, so bleibt als ausschlaggebendes Diagnostikum die Computertomographie.

Die **Therapie der Epistaxis** setzt an der jeweils zugrunde liegenden Ursache an und ist deshalb vielfältig. Behandlungspläne für die Infektionen sind unter 2.1.1 nachzulesen. Die *Ehrlichia-canis*-Infektion kann durch Gabe von Tetrazyklinen (z.B. Doxycyclin über 14 bis 21 Tage) zur Ausheilung gebracht werden. Für Tumoren gilt das in 2.1.5 Gesagte. Autoimmunbedingte Thrombozytopenien müssen entsprechend ihrer Genese mit Zytostatika und Glukokortikoiden (z. B. Azathioprin [Imurek®] plus Prednisolon, Cyclophosphamid [Endoxan®] plus Prednisolon) therapiert werden. Hierfür kommen mehrere Schemata in Frage; für alle gilt jedoch, daß sie zumeist als Kombination durchgeführt und über mehrere Wochen bis Monate fortgesetzt werden müssen. Akutes, starkes Nasenbluten jeglicher Ursache sollte wie folgt therapiert werden:

• Adrenalin (Suprarenin®) 1 : 10 verdünnt mit physiologischer Kochsalzlösung tropfenweise oder als Sprühstöße intranasal;
• Tamponade des Nasenlochs mit Gaze (Tabotamp®), jedoch nur für kurze Zeit;
• evtl. Sedation des Tieres, da die Blutung häufig durch Unruhe und Niesen weiter unterhalten wird; die Sedation vermindert die Blutung auch durch einen Blutdruckabfall;
• bei lebensbedrohlichem Abfall des Hämatokrits kann eine Bluttransfusion eingesetzt werden.

Je nach Ätiologie der Epistaxis variiert die Prognose von gut bis infaust.

2.1.9 Allergische Rhinitis

Die allergisch ausgelöste Form der Rhinitis spielt bei Hunden und Katzen eine eher untergeordnete Rolle, die in keiner Weise an die Bedeutung des sogenannten ,,Heuschnupfens'' beim Menschen herankommt. Betroffene Tiere zeigen meist attackenartige Niesanfälle und leichten serösen Nasenausfluß, der nur selten schleimig oder eitrig wird. Der Zusammenhang der Niesanfälle mit einer bestimmten Umgebung (Wohnung oder Außenwelt) oder Jahreszeit ist anamnestisch bisweilen herzustellen. Die Patienten haben häufig auch eine leichte bis mittelgradige Konjunktivitis mit Juckreiz nur im Bereich der Augen, oft auch ständigen Augenausfluß, da die Tränennasenkanäle zugeschwollen sind. Hingegen werden allergische Veränderungen der tiefen Atemwege in Form von Bronchospasmen fast nie im Zusammenhang mit einer allergischen Rhinitis gesehen.

Die Diagnose wird anhand von Anamnese, klinischer Untersuchung (seröser Nasenausfluß, Niesreiz meist durch Druckpalpation der Nase leicht auslösbar, Konjunktivitis, nicht rekanalisierbarer Tränennasenkanal) sowie Endoskopie (deutlich gerötete, feuchte und geschwollene Nasenschleimhäute, dadurch erschwerte Passage durch die Nasenhöhle, Niesreiz nur in tiefer Narkose ausgeschaltet) wahrscheinlich und kann nach Ausschluß infektiöser Ursachen (Chlamydiennachweis bei der Katze, bakteriologische Kultur beim Hund) auch durch den Nachweis eines erhöhten Anteils eosinophiler Granulozyten ($>10\%$) in einer Nasenspülprobe erhärtet werden. Auch histologische Untersuchungen von Nasenschleimhautproben zeigen häufig vermehrt eosinophile Granulozyten und vereinzelt Mastzellen, Lymphozyten und Plasmazellen.

Im Gegensatz zur allergischen Dermatitis und auch allergisch bedingten Bronchitis ist es bei der Rhinitis meist nicht möglich, die auslösenden Allergene mit einem Intrakutantest für Inhalationsallergene einzugrenzen. In näherer Zukunft mag hier vielleicht die Bestimmung von allergenspezifischen IgE-Antikörpern aus dem Serum mit Hilfe von auf monoklonaler Basis wirkenden Capture-Antikörpern weiterhelfen.

Die Therapie wird in Unkenntnis der auslösenden Allergene symptomatisch durchgeführt. Anwendung finden

- Antihistaminika (z. B. Diphenhydramin [Benadryl®]),
- Glukokortikoide, als Präferenz Prednisolon, initial 1 mg/kg Körpermasse bis zur klinischen Besserung, dann wochenweise die Dosis reduzieren bis zum Wiederauftreten der Symptome; eine Dosierungsstufe darüber einstellen als Erhaltungsdosis,
- Chromoglycin-Natrium (z. B. Allergochrom®) als lokal angewandte Tropfen oder Pumpspray für die Nase und als Augentropfen.

2.1.10 Rückwärtsniesen („Reverse sneezing")

Das sogenannte Rückwärtsniesen beim Hund ist durch eine von Zeit zu Zeit auftretende, kurze, aber heftige inspiratorische

Tabelle 1.   Medikamente und deren Dosierung für Erkrankungen der oberen Atemwege

Medikament/ Handelsname	Dosierung	Beschreibung/ Bemerkungen
Adrenalin (Suprarenin®)	1 : 10 verdünnt mit 0,9%iger NaCl tropfenweise oder als Sprühstoß intranasal	Blutstillung Achtung! Herzwirkung bei Resorption!
Amoxicillin + Clavulansäure (Duphamox®, Synulox®, Amoxicillin-Sirup®)	12 – 25 mg/kg/Tag auf 2× verteilt per os oder jeden 2. Tag s. c. über 14 Tage	Breitspektrumantibiotikum, knochengängig
Amphotericin B (Ampho-Moronal®)	0,5 – 1 mg/kg alle 2 – 3 Tage DTI i. v. (0,1 mg/ml in 5%iger Glucoselösung)	Antimykotikum, nierentoxisch; in Kombination mit Flucytosin kann die Dosis auf 0,5 mg/kg reduziert werden
Ampicillin (Amblosin® Lösung, Ampitab® Tabl. o. Trpf., Ampicillin® Sirup)	100 mg/kg/Tag auf 3× verteilt i. v., s. c., per os, über 10 Tage	Breitspektrumantibiotikum
Azathioprin (Imurek®)	0,5 – 1 mg/kg 1× täglich per os	Immunsuppressivum
Azepromazin (Vetranquil®)	0,04 mg/kg i. v., s. c.	Sedativum, blutdrucksenkend
Bluttransfusion	3 ml/kg langsam i. v.	bei akuter Blutungsanämie
Chromoglycin-Natrium (Allergochrom®-Spray o. Trpf.)	1 – 2× täglich 1 Sprühstoß oder mehrere Tropfen intranasal	Mastzellstabilisator
Clindamycin (Cleorobe®, Antirobe®, Sobelin®)	11 mg/kg auf 2× tägl. per os über 3 – 4 Wochen	Antibiotikum, knochengängig
Cyclophosphamid (Endoxan®)	50 mg/m²	Immunsuppressivum
Doxycyclin (Ronaxan®)	10 mg/kg/Tag auf 2× verteilt per os über 10 Tage	Antibiotikum, chlamydienwirksam, Vorsicht bei Jungtieren!
Flucytosin (Ancotil®)	Hund: 25 – 50 mg/kg per os Katze: 30 – 40 mg/kg per os, jeweils alle 6 – 8 Stunden	Antimykotikum; Kombination mit Amphotericin B (siehe dort)
Glucose	2 g/kg/Tag als 5%ige Glucoselösung DTI oder als Zusatz zu Vollelektrolytinfusion	bei Jungtieren und Nahrungsverweigerung über 2 Tage hinaus
H_1-Antihistaminikum + Phenylephrin (Vibrocil® Nasentropfen)	3 – 4×/Tag 2 Tropfen intranasal	Abschwellung der Schleimhaut

Tabelle 1. (Fortsetzung)

Medikament/ Handelsname	Dosierung	Beschreibung/ Bemerkungen
Kamillenextrakt (Kamillosan® Lösung)	1–2× tägl. Spülung der Nase mit 5–10 ml einer Teeverdünnung	entzündungshemmend
Ketokonazol (Nizoral®)	10(–30) mg/kg/Tag auf 1–2× per os über 6 Wochen	Antimykotikum; mit Futter verabreichen
Lincomycin (Albiotic®)	20 mg/kg per os alle 12 Stunden 10 mg/kg i. m. alle 12 Stunden	Antibiotikum, knochengängig; per os nicht mit Futter verabreichen
Nystatin (Moronal® Lösung)	1× täglich Nasen- und Nebenhöhlenspülung über liegende Drainage (10 000–20 000 IU/kg/Tag)	Antimykotikum
Oxytetracyclin (Terramycin®)	5–10 mg/kg i. m., i. v. auf 2× tägl.	Antibiotikum, chlamydienwirksam, Vorsicht bei Jungtieren!
physiologische Kochsalzlösung (0,9 %)	mehrmals tägl. mehrere Tropfen, Sprühstöße oder Spülungen mit 5–10 ml/Nasenseite	Mobilisation von Sekret, Anfeuchtung der Schleimhaut
Polyvinylpyrrolidon-Jod-Komplex (Betaisodona® Lösung)	1 : 10 verdünnt zur Nasenspülung	antimykotisch wirksam, lokale Anwendung
Prednisolon®	1 mg/kg initial, dann Reduktion auf Erhaltungsdosis (ca. 0,25 mg/kg)	bei allergischen Rhinitiden
Prednisolon®	1–2 mg/kg/Tag per os	Glukokortikoid, immunsuppressive Dosis
Tabotamp® Gaze	zur Tamponade der Nase bei Blutungen	Blutstillung; Achtung! Gaze ist adrenalingetränkt!
Thiabendazol (Thibenzole®)	20 mg/kg/Tag auf 2× verteilt per os über 6 Wochen	antimykotische Wirkung
Vollelektrolytlösung (Sterofundin®)	100 ml/kg/Tag DTI oder s. c.	zur Rehydratation bei Verweigerung der Nahrungs- und Tränkeaufnahme
Xylometazolin (Otriven® 0,05 % Nasentropfen)	3–4×/Tag 2 Tropfen intranasal	Abschwellung der Schleimhaut, nicht länger als 3 Tage

Dyspnoe gekennzeichnet, die von den Besitzern auch häufig als Erstickungsanfall bezeichnet wird. Dabei strecken die Tiere plötzlich und ohne ersichtlichen Auslöser den Kopf, spreizen die Ellbogen ab und ziehen unter einem röchelndem Geräusch forciert Luft durch Nase und Maul ein. Bisweilen zeigen sie dabei leicht taumelnde Bewegungen. Der Anfall endet oft mit einem Würgen oder wird durch einen Schluckakt aufgehoben. Außerhalb und sofort nach diesen Rückwärtsniesanfällen sind die Tiere leistungsfähig und zeigen keinerlei Beeinträchtigung der Atmung.

Das klinische Bild ist typisch und bedarf keiner weiteren Diagnostik. Obwohl die Symptomatik für die Besitzer oft sehr dramatisch aussieht, stellt dieser Vorgang keine weitere Beeinträchtigung der Atmung dar und bedarf deshalb auch keiner spezifischen Therapie. Um den Anfall rascher zu beenden, kann der Besitzer angewiesen werden, bei dessen Einsetzen einen Schluckreflex durch Massage des Kehlkopfes oder kurzzeitiges Zuhalten beider Nasenlöcher auszulösen oder aber mehrmals kräftig auf die Vorderbrust des Tieres zu klopfen.

2.2   Erkrankungen des Larynx

2.2.1   Entzündliche Veränderungen am Larynx

2.2.1.1   Infektiöse Erkrankungen

Folgende virale und bakterielle Erreger kommen bei Hund und Katze als Ursachen infektiöser Laryngitiden in Betracht:

- für den Hund die Viren und Bakterien des **Zwingerhustenkomplexes** (infektiöse Laryngotracheitis): Canines Adenovirus 2, Parainfluenzavirus 2, *Bordetella bronchiseptica*, *Mycoplasma* spp.
- für die Katze die Viren und Bakterien des **Katzenschnupfenkomplexes**: Felines Herpesvirus, Felines Calicivirus, *Chlamydia felis*;
- für die Katze das **Feline Leukosevirus**.

Als infektiöse Auslöser für Entzündungen des Kehlkopfes kommen beim Hund vor allem die Viren und Bakterien des **Zwingerhustenkomplexes** (siehe oben) in Frage. Diese Infektion äußert sich nach einer Inkubationszeit von zwei bis drei Tagen mit einem oft schlagartig einsetzenden lauten, heiseren und mit starkem Würgereiz einhergehendem Husten. Da die Hunde nicht selten kurz vorher mit Holzstöcken und Plastiktieren gespielt oder einen Knochen gefressen haben, vermuten die Besitzer meist die Aspiration eines Teiles dieser „Spielsachen". Ihre Rolle ist aber mehr als eine mechanische Reizung an der entzündlich veränderten Kehlkopfschleimhaut zu sehen, die den Auslöser zu richtigen Hustensalven gibt. Die Schleimhäute des Larynx sind beim Zwingerhusten hochrot, jedoch nur unwesentlich geschwollen und eher trocken. Lymphofollikuläres Gewebe auf den Plicae aryepiglotticae und in den Ventriculi laryngis laterales an den Stimmbändern ist deutlich hyperplastisch. Letzteres ist mit ein Grund für die heisere Vokalisation, da die Funktion der Stimmbänder deutlich beeinträchtigt wird. Die Hunde zeigen trotz der starken Laryngitis meist keine Schluckbeschwerden, fressen mit gutem Appetit und sind auch sonst bei gutem Allgemeinbefinden. Die Körpertemperatur steigt, wenn überhaupt, maximal auf subfebrile Temperaturen an. Wegen des Tropismus der viralen Erreger zu den Epithelien der Trachea begleitet eine Tracheitis die primär für die Symptomatik verantwortliche Laryngitis. Erst in durch Bakterien, meist Bordetellen, komplizierten Fällen wird diese Tracheitis eitrig und kann sich auf die Bronchien ausweiten. So beängstigend der Zwingerhusten insbesondere auch dem Besitzer ob seiner heftigen Hustenattacken am ersten Tag erscheinen mag, so rasch tritt bei unkompliziertem Verlauf in der Regel auch wieder eine spontane Besserung ein. Der Husten wird am zweiten bis dritten Tag rasch lockerer und feuchter und ist damit nicht mehr so quälend. Bei weiterhin ungestörtem Allgemeinbefinden verschwindet er innerhalb von acht bis zehn Tagen fast immer vollständig. Bei bakterieller Superinfektion mit *Bordetella bronchiseptica* und Mykoplasmen hingegen werden die Laryngitis und auch die begleitende Tracheitis purulent. Ohne unterstützende Therapie zur Bekämpfung dieser Komplikationen kann sich die Dauer der Erkrankung auf mehrere Wochen ausdehnen, wobei insbesondere auch zur Laryngotracheitis eine Bronchitis hinzukommen kann. In diesen Fällen machen sich leichtes Fieber und reduziertes Allgemeinbefinden bemerkbar. In Einzelfällen können daraus eine chronische Bronchitis mit deutlicher Beeinträchtigung der Atemfunktion und der Leistungsfähigkeit sowie eine bleibende Schädigung der respiratorischen Epithelien entstehen. Deshalb muß bei bakteriell komplizierten Fällen immer mit antibakteriell wirksamen Medikamenten (vorzugsweise Sulfonamid/Trimethoprim-Kombinationen, Tetracyclinen [Cave! bei Hunden unter einem Jahr!] eingegriffen werden. Auch die Verabreichung von sekretolytisch wirksamen Arzneimitteln (z. B. Bromhexin [Bisolvon®]) zur verbesserten Auflockerung der purulenten Sekrete und Unterstützung der mukoziliären Clearance ist angezeigt. Daneben kann (auch bei unkomplizierten Fällen) zur Abmilderung des Reizzustandes am Kehlkopf ein Hustensirup mehrmals täglich eingegeben werden (z. B. Transpulmin® Hustensaft, Bronchicum® Elixir Hustensaft, Benadryl® Hustensaft). Gleichzeitig wird durch diese Medikamente die Sekretproduktion gesteigert und die trockene Schleimhaut damit angefeuchtet.

Die Viren und Chlamydien, die bei der Katze den **Schnupfenkomplex** verursachen, lösen neben der klinisch im Vordergrund stehenden Rhinitis und Konjunktivitis auch Entzündungen des Kehlkopfes und der Luftröhre aus. Am Larynx treten dabei neben einer initialen Rötung rasch eine mittelgradige Ödematisierung der Schleimhaut sowie erosive und ulzerative Läsionen der Mukosa auf. Dadurch treten bisweilen Hüsteln und fast immer Schluckbeschwerden auf, die die durch die verstopfte Nase, die Einschränkung des Geruchssinnes und die Ulzera in der Maulhöhle verursachte Anorexie weiter verstärken. Mit dem Abklingen der übrigen Schnupfensymptome gehen auch diese Veränderungen im Kehlkopf rasch zurück. Zur Therapie des Katzenschnupfens siehe 2.1.1.1.

Neben anderen viralen und bakteriellen Infektionen mit chronischem Verlauf (komplizierte Form des Katzenschnupfens, oropharyngeale Keime z. B. bei Zahnstein), die sekundär eine Proliferation des lokalen Lymphfollikelgewebes verursachen, kann auch

das **Feline Leukosevirus** direkt die Bildung von multiplen Lymphfollikeln vor allem im oro- und nasopharyngealen Bereich sowie
auf der Larynxschleimhaut (hier insbesondere auf den Plicae cri-
coepiglotticae und lateral der Aryknorpel) auslösen. Im endoskopischen Bild können sich die ursprünglich mikroskopisch kleinen
Lymphfollikelanlagen dabei von einer reibeisenartig rauhen
Schleimhautoberfläche über linsengroße Einzelknoten bis hin zu
wulstigen Umfangsvermehrungen von Haselnußgröße darstellen.
Gleichzeitig findet sich fast immer eine leichte bis mäßig ausgeprägte Ödematisierung der Kehlkopfschleimhaut. Insgesamt
kommt es dadurch zu einer mehr oder weniger starken Einengung
des Kehlkopflumens, wodurch die freie Atmung behindert sein
kann. Durch das FeLV hervorgerufene Lymphfollikelproliferationen sind zudem als tumorös im Sinne der lymphosarkomatösen
Form der Leukose einzustufen. Eine Abgrenzung zu einer rein hy-
perplastischen Lymphfollikelproliferation infolge chronischer Entzündungen im Rachen- und Kehlkopfbereich ist mit ausreichen-
der Sicherheit nur auf histologischem Weg möglich. Die dafür erforderliche Gewebeprobenentnahme sollte jedoch im Hinblick auf
die durch die Biopsie ausgelösten Schwellungen sowie die häufig
einsetzenden Laryngospasmen nicht direkt am Larynx, sondern
besser im pharyngealen Bereich durchgeführt werden. Auch in
diesem Fall ist jedoch die Möglichkeit für eine Intubation bereitzu-
halten sowie die Verabreichung von ödemhemmenden Medikamenten vorzubereiten.
Bakterielle Infektionen außer im Rahmen der oben genannten viralen Entzündungen kommen fast ausschließlich im Zusammenhang mit Fremdkörpern und Verletzungen vor, durch die die
Schleimhautbarriere in diesem durch die oropharyngeale Keimflora besiedelten Bereich durchbrochen wird. Diese sekundären
Bakterieninfektionen werden deshalb im Kapitel 2.2.3 näher angesprochen.

2.2.1.2 *Abszesse im Larynx und in dessen Umgebung*

Abszesse können nach tiefen Verletzungen der Schleimhaut
durch spitze Fremdkörper (Holz- und Knochensplitter, Metallteile,

Plastikbruchstücke etc.) in der Kehlkopfhöhle selbst entstehen (Abb. 8). Aber auch bei Abszedierung der retropharyngealen und mandibularen Lymphknoten sowie nach Bißverletzungen im oberen Halsbereich treten Umfangsvermehrungen auf, die, wie die intraluminalen Abszesse, durch die Einengung des Cavum laryngis und die dadurch entstehende Behinderung des Luftstromes Probleme bereiten. Insbesondere nach Verletzungen jeder Art können die Abszesse sich auch erst im Laufe einiger Tage aus infizierten Hämatomen entwickeln. Die beteiligten Bakterien stammen meist von den Fremdkörpern selbst oder gehören der oropharyngealen Keimflora an. Es handelt sich deshalb in fast allen Fällen um eine Mischinfektion mit verschiedenen Bakterienstämmen.

Die klinische Symptomatik bei Abszeßbildung im Larynxbereich ist zunächst geprägt durch eine Verschlechterung des Allgemeinbefindens mit Anorexie und erhöhter Körpertemperatur. Dann folgen durch die schmerzhafte Schwellung steife, meist leicht gestreckte Kopfhaltung, Schmerzäußerungen beim Anfassen am Hals und Zug am Halsband, Schluckbeschwerden, z. T. mit erhöh-

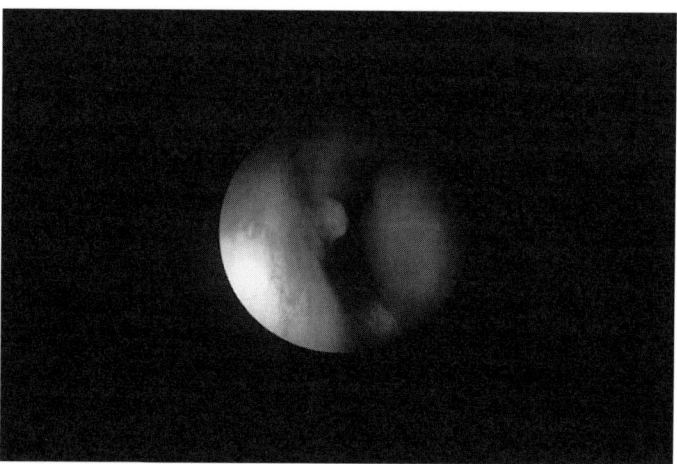

Abb. 8. Ventraler Teil der Stimmritze eines Hundes (Collie, weiblich, 8 Jahre): rechts im Bild ein Abszeß als Schwellung der Seitenwand des Cavum infraglotticum, links ein erbsengroßes entzündliches Schleimhautgranulom.

ter Salivation, sekundäre Vergrößerung der regionären Lymphknoten (Lnn. mandibulares und retropharyngeales) und letztendlich je nach Größe des Abszesses auch Atembeschwerden bis hin
zur ausgeprägten Luftnot. Ein ziehendes oder gar pfeifendes Stenosegeräusch kann sich entwickeln.

Neben der Anamnese und der typischen klinischen Symptomatik
zeigen Röntgenaufnahmen des Kehlkopfes u. U. einen schatten-
gebenden Fremdkörper, in den meisten Fällen ist jedoch nur ein
verdichteter Weichteilschatten im oder um den Larynx zu erkennen. Bei perforierenden Fremdkörpern können auch Luftansammlungen im Gewebe (Emphyseme) zu beobachten sein. In allen un-
klaren Fällen empfiehlt sich eine Adspektion der Larynxhöhle und
der angrenzenden Hohlorgane (Ösophagus, Trachea, Nasenrachen) durch Endoskopie. Dabei finden starre Geräte, besser aber
flexible Optiken Einsatz. Umfangsvermehrungen und deren Ausmaß, die damit verbundene Einengung des Atemweges und eine
sekundär ausgelöste Ödematisierung der Schleimhaut können
auf diese Weise am besten beurteilt werden. So können bei hochgradiger Verlegung auch Maßnahmen ergriffen werden, um die
Atmung zu stabilisieren (Intubation, temporäre Tracheostomie).
Zugleich besteht die Möglichkeit, erkennbare Fremdkörper eventuell mit Faßzangen zu extrahieren. Doch sind diese häufig so
stark in Granulationsgewebe eingewachsen, daß eine offene chirurgische Operation für ihre Entfernung notwendig ist. In keinem
Fall darf die Untersuchung des Anfangsteiles der Speiseröhre versäumt werden, da die relativ dünne Ösophaguswand für eine Per-
foration durch spitze Gegenstände prädestiniert ist. Ist nur eine
unspezifische Schwellung erkennbar und besteht Unklarheit über
deren Ursache (Abszeß? Tumor?), empfiehlt sich eine Feinnadelpunktion der Umfangsvermehrung für die Gewinnung von Proben
für mikrobiologische Kulturen und die zytologische Beurteilung.
Dabei ist, wenn die Schwellung von außen palpierbar ist, eine perkutane Aspiration in jedem Fall vor der intraluminalen Punktion zu
bevorzugen, da bei letzterer die Gefahr der Aspiration von putri-
dem Material in die tiefen Atemwege gegeben ist. Aus diesem
Grund sollte bei einer intraluminalen Probenentnahme vorher
stets ein Tracheotubus gelegt werden.

Therapeutisch müssen zwei Prämissen beachtet werden:

- zum ersten muß in jedem Fall der Atemweg sicher offen gehalten werden, was u. U. nur über eine temporäre Tracheostomie möglich ist;
- zweitens muß die Ursache der Abszedierung abgeklärt und der Abszeß zur Reifung/Spaltung gebracht werden. Da systemisch verabreichte Antibiotika die Abszeßkapsel erfahrungsgemäß nicht in ausreichendem Maße penetrieren und damit keine vollständige Abtötung der beteiligten Keime erreichen können, sind sie (außer bei systemischer Symptomatik wie hohem Fieber und stark reduziertem Allgemeinbefinden) kontraindiziert. Vielmehr sind die chirurgische Spaltung, Drainage und Spülung des Abszesses die Mittel der Wahl zur dauerhaften Behebung der Problematik.

Nach abszedierenden Verletzungen im Kehlkopfbereich können immer Verwachsungen und Narbenbildungen zurückbleiben, die die Kehlkopffunktion, wenn auch nicht bezüglich des Durchtritts der Atemluft, so aber als Stimmorgan und beim Schluckakt auf Dauer beeinträchtigen. Deshalb muß die Prognose in allen Fällen vorsichtig gestellt werden.

2.2.2 Larynxödeme

Die Kehlkopfschleimhaut ist mit zahlreichen sensiblen Rezeptoren ausgestattet, die bei Irritationen jeglicher Art, vor allem aber bei mechanischen Insulten, mit einer rasch (innerhalb von Sekunden bis Minuten) eintretenden und oftmals hochgradigen Ödematisierung reagieren können. Dies gilt in besonderem Maße für den Larynx der Katze. Mit der häufig damit verbundenen Tendenz zum Laryngospasmus und der Auslösung von vagalen Reflexen (Bronchospasmen, Bradykardie) kann hierdurch eine akut einsetzende und rasch lebensbedrohlich werdende Verlegung dieses zentralen Atemwegsbereichs ausgelöst werden. Als Ursachen für eine Ödembildung am Larynx stehen mechanische Irritationen (z. B. durch Fremdkörper oder Gewebeprobenentnahmen!) im Vordergrund. Daneben können aber auch im Rahmen von entzündlichen Veränderungen bei Infektionen (Katzenschnupfen, Leukose) oder als Folge ständig hoher inspiratorischer Unterdrücke bei sehr engen oberen Atemwegen (brachycephale Hunde- und Katzenrassen) mehr oder weniger starke Gewebswasseransammlungen in der Kehlkopfschleimhaut beobachtet werden. Eine besonders starke und rasch einsetzende Ödematisierung wird im Gefolge von Insektenstichen im Rachen und Larynx gesehen, die auf eine direkte gefäßaktive Wirkung der injizierten Gifte zurückzuführen ist.

Die Patienten werden meist mit mittel- bis hochgradiger Dyspnoe, die laut Vorbericht in der Regel akut aufgetreten ist, in der Praxis vorgestellt. Die Tiere zeigen bei der Inspiration meist ein schnarchend-röchelndes, manchmal auch pfeifendes Stridorgeräusch in den oberen Atemwegen. Die Inspirationsphase ist besonders tief, doch kann bei hochgradiger Atemnot auch die Exspiration, unterstützt durch die akzessorische Atemmuskulatur und die Bauchpresse, forciert werden. Eine aufrechte bis sitzende Haltung mit gestrecktem Kopf und z. T. auch abgespreizten Schultergelenken wird bevorzugt, und Unruhe bis hin zur Panik kann das Verhalten der Tiere prägen. Durch die behinderte Atmung wirken die sichtbaren Schleimhäute leicht zyanotisch, können bei weiterer Verschärfung der Kreislaufsituation jedoch auch blaß bis grau-verwaschen werden. Auch andere Symptome des Schocks (verlangsamte Kapillarfüllungszeit, schwacher, pochender, hochfrequenter Puls, Schwäche) können vorliegen. In diesen hochakuten Fällen sollte zunächst auf jede weitere diagnostische Maßnahme verzichtet werden; die Wiederherstellung eines durchgängigen Atemwegs und die Schockbehandlung sollten Vorrang haben.

Dazu kann eine Sedation oder flache und kurzwirkende Narkose notwendig sein, um z. B. eine Intubation zu ermöglichen. Ist ein Tracheotubus aufgrund der herrschenden Enge und eines vorhandenen Laryngospasmus nicht innerhalb kurzer Zeit zu schieben, so sollte darauf verzichtet und dafür eine Tracheotomie vorgenommen werden. Reiner Sauerstoff sollte über ein Narkosegerät, intranasale Insufflation, eine Maske oder direkt über den Tracheotubus verabreicht werden, bis die Anzeichen der Hypoxie verschwunden sind. Gleichzeitig mit der Wiederherstellung der Atemfunktionen muß die Schocksituation stabilisiert werden. Dafür ist ein intravenöser Zugang erforderlich. Folgende Medikamente sind angezeigt:

• Prednisolon, 5–10 mg/kg Körpermasse, als Bolus injiziert,
• Vollelektrolytlösung, 20 ml/kg in der ersten Stunde als DTI i. v.,
• Furosemid (Dimazon®, Lasix®), 1 mg/kg i. v., nach Wirkung (Abschwellung der Larynxschleimhaut) 1 mg/kg s. c. als Depot.

Nach der Stabilisierung des Patienten ist die Gabe der die Abschwellung fördernden Medikamente (Glukokortikoide und Diuretika) bis zur Wiederherstellung eines freien Atemweges fortzusetzen.

Auch bei Patienten, die nicht mit hochgradiger Dyspnoe und ohne Schocksymptome vorgestellt werden, sollte bei einer Stenose der oberen Atemwege, sofern sie auf Insektenstiche oder Schleimhautverletzungen zurückzuführen ist, Prednisolon in Dosierungen von 3–5 mg/kg einmalig i. v. verabreicht werden. Die Schwellung geht daraufhin in der Regel innerhalb von ein bis zwei Stunden deutlich zurück. Gleiches gilt für Endoskopiepatienten, bei denen im Verlauf der Untersuchung durch die unvermeidliche Irritation am Larynx Schwellungen aufgetreten sind. Bei Ödemen, die Folgen infektiöser Prozesse sind, so beim Katzenschnupfen, sind Glukokortikoide dagegen kontraindiziert. Da hier der Grad der Schwellung meist aber gering ist, ist eine spezielle abschwellende Therapie nicht unbedingt erforderlich. Das Ödem wird meist mit Abklingen der Kardinalsymptome des Schnupfens ebenfalls zurückgehen. Die mit einer leukotischen Infiltration einhergehende Schleimhautschwellung sollte ebenfalls aus Gründen der Immunsuppression nicht mit Glukokortikoiden behandelt werden, außer die Ödematisierung nimmt stärkere Ausmaße an. Dann kann die einmalige Gabe einer höheren Dosierung vertreten werden. Da diese Ödeme häufig persistieren und letztendlich zu einer bleibenden Verdickung der Schleimhaut führen, können unter Vorbehalt zur Eingrenzung des Schadens Prednisolon in niedriger Dosierung (0,5–0,25 mg/kg jeden 2. Tag per os) sowie niedrige Dosen von Furosemid (0,5 mg/kg/Tag per os) als Dauermedikation verabreicht werden.

Die Prognose bei hochgradigem Larynxödem infolge Traumata und Irritationen ist bei dem genannten Vorgehen trotz des dramatischen klinischen Bildes im allgemeinen gut, während die durch infektiöse Ursachen ausgelösten Schwellungen teils schnell zurückgehen (z. B. beim Katzenschnupfen), teils aber auch über längere Zeiträume persistieren oder eine ständige Medikamentengabe erfordern (z. B. bei lymphatischen Proliferationen infolge einer Leukosevirusinfektion).

2.2.3 Fremdkörper und Verletzungen am Larynx

Wie bereits in den beiden vorangegangenen Punkten gesagt, handelt es sich bei den am Kehlkopf vorkommenden und zu Verletzungen führenden Fremdkörpern meist um folgende Materialien:
- Holzstöckchen und Holzsplitter (z. B. von angenagten Brennholzscheiten),
- Knochensplitter,
- harte, spitze Plastikteile (Spielzeug, Joghurtbecher u. ä.),
- spitze Metallteile (Angelhaken, Rouladenspieße, Draht von Sektkorken u. ä.),
- Gras- und andere Halme, vor allem bei Katzen (Abb. 9),
- aspirierte pflanzliche Fremdkörper mit Dornen, Widerhaken, Grannen etc.

Spitze Fremdkörper können die Schleimhaut perforieren und im submukösen Gewebe entweder steckenbleiben, was zu Granulomen und Abszessen führt, oder Gewebszerreißungen mit Blutungen und nachfolgend Hämatome sowie durch Keimverschleppung Abszesse hervorrufen. Doch auch nur oberflächliche Schleimhautverletzungen kommen vor. Während die tiefen Verletzungen meist sekundär über die entstehenden Umfangsvermehrungen, auch die Schwellung der retropharyngealen Lymphknoten, zu einer Kompression des Larynx führen, ziehen die oberflächlichen Erosionen und Defekte meist eine rasch einsetzende Ödematisierung nach sich (s. 2.2.2), die einen wesentlich fulminanteren Verlauf nehmen kann. Neben der Dyspnoe stehen klinisch Schluckbeschwerden, Stimmveränderungen sowie Schmerzen bei der Palpation des

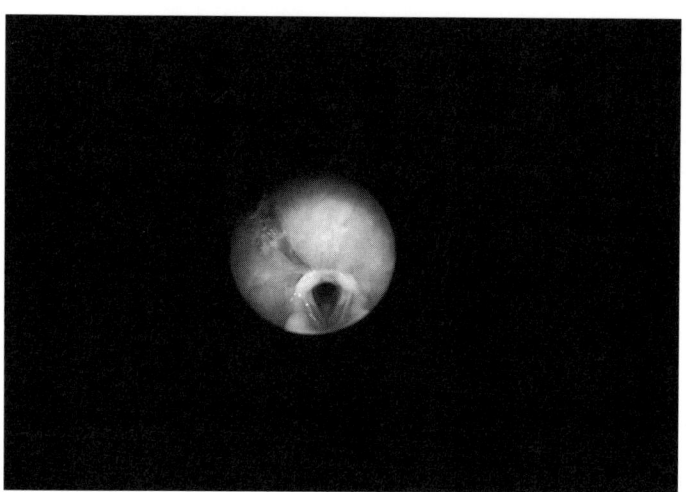

Abb. 9. Fremdkörper im Larynx einer Katze: Ein Grashalm zieht vom Ösophagus am Larynxdach entlang Richtung kaudale Nasenöffnungen.

Kehlkopfes im Vordergrund. Schattengebende Fremdkörper können mit Hilfe von Röntgenaufnahmen in zwei Ebenen identifiziert und lokalisiert werden, andere Materialien geben hingegen nur vermehrte Weichteilschatten. Hier kann die Diagnose jedoch leicht mit Hilfe der Endoskopie gestellt werden, gleichzeitig ist die Möglichkeit gegeben, die Fremdkörper ohne offene Operation zu entfernen. Dabei ist jedoch darauf zu achten, daß Fremdkörper mit Widerhaken und Dornen etc. bei der Extraktion nicht zusätzlich erhebliche Verletzungen setzen. Sind nur Schwellungen in der Schleimhaut oder um die Larynxhöhle herum zu finden, hilft eine Feinnadelaspiration bei der Diagnosestellung (s. 2.2.1.2). Neben der Beseitigung der auslösenden Fremdkörper muß die Therapie darauf abzielen, die auftretenden Ödembildungen der Schleimhaut in Grenzen zu halten (s. 2.2.2), den Atemweg notfalls künstlich offen zu halten (s. ebenfalls 2.2.2) und Abszesse und Hämatome zur Reifung und Resorption zu bringen (s. 2.2.1.2).
Die Prognose für die Erhaltung des Lebens ist in der Regel günstig, jedoch können infolge tiefer Verletzungen oder Abszedierungen Verklebungen und Verwachsungen im Larynx selbst oder in dessen Umgebung bestehenbleiben.

2.2.4 Morphologisch-funktionelle Veränderungen am Larynx

2.2.4.1 Angeborene Fehlbildungen

2.2.4.1.1 Verwachsungen

Hierunter zählen im wesentlichen angeborene Verwachsungen einzelner Knorpelanteile des Larynx, so z. B. der beiden Aryknorpel, der Epiglottis, aber auch der Epiglottisbänder und der Stimmbänder jeweils mit dem Gegenpart oder mit angrenzenden Organen. Aus diesen Verwachsungen resultiert zum einen in der Regel eine deutlich erkennbare Asymmetrie, die zum anderen gleichzeitig mit einer mehr oder weniger stark ausgeprägten Verengung der Stimmritze und damit des Raumes für den Luftdurchtritt in die Trachea einhergeht. Die Stimmbildung ist ebenfalls meist behindert, bei Beteiligung der Stellknorpel oder der Stimmbänder sogar unmöglich.

Die Diagnose basiert auf der Anamnese (auffälliges Atemgeräusch, evtl. Atemnot bereits beim nur wenige Tage alten Welpen, Entwicklungsrückstand bei älteren Welpen im Vergleich zu den Wurfgeschwistern) und wird durch eine Laryngoskopie gesichert. Therapeutisch kann u. U. versucht werden, die verwachsenen Knorpelteile operativ zu trennen. Obgleich der Erbgang für diese Fehlbildungen nicht bekannt ist, sollte jedoch mit betroffenen Tieren nicht gezüchtet werden.

2.2.4.1.2 Stenose der oberen Atemwege bei brachycephalen Rassen

Die Rassen mit kurzen Gesichtsschädeln beim Hund (Mops, Pekinese, Shi Tzu, Japan Chin, Lhasa Apso, Boxer, englische und französische Bulldoggen, Boston Terrier u. a.) und bei der Katze (insbesondere Perser) können ein Mißverhältnis zwischen der relativen Enge des Pharynx und Larynx und dem Velum palatinum zeigen, das häufig den Aditus laryngis bedeckt. Die Kehlkopfknorpel sind weich und von veränderter Form und neigen deshalb zum Kollaps. Daneben sind die Schleimhäute in diesem Bereich bei vielen dieser Tiere ödematös und/oder bindegewebig verdickt und die Muskulatur gleichzeitig insuffizient. Im Zusammenspiel mit den dieses Syndrom begleitenden engen Nasenlöchern (s. 2.1.7) entwickelt sich im Laufe der Zeit (meist innerhalb der ersten drei Lebensjahre der Tiere) ein Zustand, bei dem durch den ständig erhöhten Unterdruck bei der Inspiration ein Kollaps des Pharynx und Larynx eintritt, der zu einer mittel- bis hochgradigen Atemnot bei Belastung/Aufregung, in fortgeschrittenen Fällen aber auch in Ruhe führt. Als weiteres Symptom, das auch in Ruhe und im Schlaf auffällt, ist ein schnarchendes, in schwereren Fällen auch fast pfeifendes Atemgeräusch zu hören. Durch die engen Raumverhältnisse und das überlange Gaumensegel wird auch der Schluckakt behindert, so daß häufig Futter regurgitiert wird. Die durch die ständige mechanische Irritation gereizten Schleimhäute neigen zudem zu entzündlichen Schwellungen und bakteriellen Sekundärinfektionen, so daß die Passage der Atemluft weiter eingeschränkt wird.

Die Diagnose des Syndroms ist leicht anhand des Nationale, der Klinik und des Krankheitsverlaufs zu stellen. Röntgenaufnahmen des Larynxbereiches zeigen häufig vermehrte Weichteilzeichnungen in der Kehlkopfhöhle und oft ein dickes und weit durchhängendes Gaumensegel. Durch eine Laryngoskopie können die für die Größe der Tiere engen Raumverhältnisse und die daraus entstehende Einengung des Atemweges sowie die entzündlichen Veränderungen an der Schleimhaut genauer beurteilt werden. Die Möglichkeit und die Erfolgsaussichten einer operativen Kürzung des Gaumensegels sind dabei abzuwägen. Außer dieser Maßnahme sind den therapeutischen Möglichkeiten zur Behebung der Dyspnoe jedoch rasch Grenzen gesetzt, wenn das Syndrom erst einmal seine volle Ausprägung erreicht hat. Schleimhautabschwellende Medikamente, also Glukokortikoide (z. B. Prednisolon, 2 bis 3 Tage 1 mg/kg Körpermasse, $1-2\times$ täglich, danach rasche Reduzierung auf 0,25 mg/kg/Tag), evtl. unter antibiotischer Abdeckung, und Diuretika (z. B. Furosemid, 1 mg/kg/Tag auf $2\times$ täglich verteilt per os) können bei einer Exazerbation der Atemsituation eingesetzt werden, doch ist ihre Wirkung beschränkt. Als prophylaktische Maßnahme wird die frühzeitige chirurgische Erweiterung der zum Syndrom gehörenden engen Nasenöffnungen empfohlen, da hierdurch zumindest eine Reduktion des Unterdrucks bei der Inspiration erreicht wird. Die Prognose ist bei manifester Dyspnoe in Ruhe als vorsichtig bis ungünstig einzustufen.

2.2.4.2 Larynxparalysen

Zwei Formen der Larynxparalysen beim Hund werden beobachtet:
- eine *genetisch bedingte Form* bei Siberian Huskies und Bouviers de Flandres; es handelt sich um eine vollständige und beidseitige Lähmung der Aryknorpelmuskulatur, die mit mittel- bis hochgradiger Dyspnoe vor allem beim Spielen und Wachstumsrückständen schon beim mehrere Wochen alten Welpen in Erscheinung tritt. Beim Bouvier de Flandres ist ein autosomal-dominanter Erbgang nachgewiesen.
- Eine *erworbene Form*, beim mehrjährigen bis älteren Hund aller, bevorzugt jedoch großer Rassen, vorkommend. Die Lähmung kann hier ein- oder beidseitig sein und variiert in ihrem Ausprägungsgrad, schreitet jedoch in der Regel innerhalb eines Jahres von der einseitigen zur beidseitigen sowie von der partiellen (Abb. 10) zur vollständigen Lähmung fort. Die Klinik ist anfangs gekennzeichnet durch Stimmveränderungen (heiseres, zum Umkippen neigendes Bellen), im weiteren Verlauf dann durch zunehmende Leistungsschwäche und Dyspnoe bei Belastung, zuletzt aber auch in Ruhe. Durch unkontrolliertes Schwingen der schlaff durchhängenden Stimmbänder kann auch ein ständiger Brumm- oder Schnarchton die Atmung begleiten. Die ätiologische Grundlage dieser Lähmung ist nicht vollständig bekannt, es wird jedoch pathologisch eine Degeneration der Nervenfasern des N. vagus bzw. der Nn. laryngis recurrentes gesehen, die auf Druckatrophien (Verletzungen im Halsbereich durch Bisse, Stachelhalsbänder, häufiges Ziehen an der Leine), von einigen Autoren aber auch auf eine Degeneration infolge Schilddrüsenunterfunktion zurückgeführt wird.

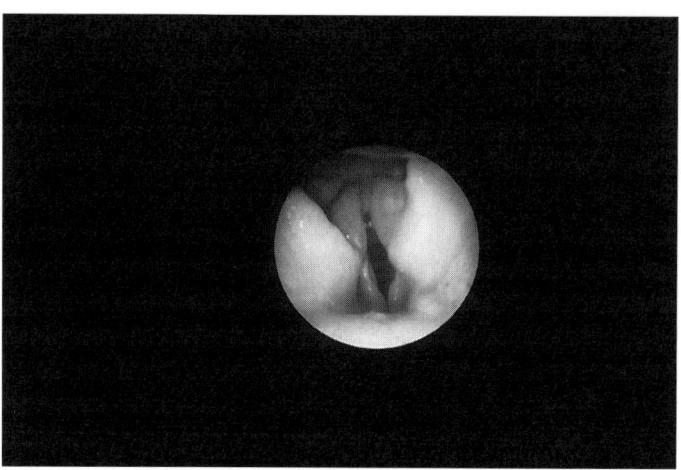

Abb. 10. Partielle Larynxparalyse beim Hund (Beauceron, weiblich, 10 Jahre alt): In flacher Narkose ist eine deutliche Asymmetrie der beiden Aryknorpelstellungen zu erkennen; während der linke Aryknorpel leicht abduziert wird, hängt der rechte Aryknorpel völlig schlaff ins Kehlkopflumen.

Die Diagnose ist bei der genetisch bedingten Form einfach zu stellen, da hier das Alter und Nationale des Patienten zusammen mit der sehr eindrucksvollen Stenose der oberen Atemwege wesentliche Hinweise geben. Bei der endoskopischen Untersuchung fallen sofort und ohne Schwierigkeiten die hochgradig ins Lumen der Larynxhöhle hängenden Aryknorpel sowie die völlig passiv im Atemstrom schwingenden Stimmbänder ins Auge.

Bei der erworbenen Larynxparalyse setzen die Symptome jedoch schleichend und nacheinander ein, so daß wegen des heiseren Bellens häufig anfangs eine ,,Kehlkopfentzündung'' und wegen der Leistungsschwäche eine Herzinsuffizienz oder eine chronische Bronchopneumonie vermutet wird. Bisweilen sind auch altersbedingte Herzveränderungen bei den Hunden festzustellen oder bei längerem Bestehen der Kehlkopflähmung auch bereits ein Cor pulmonale infolge der veränderten Druck- und Kreislaufverhältnisse im Lungenkreislauf. Eine eingeleitete Herztherapie bringt jedoch bei einer Paralyse keine Besserung auf Zeit, vielmehr werden auch hier die Dyspnoe und das Stenosegeräusch immer stärker. Spätestens jetzt sollte von einem erfahrenen Untersucher eine Laryngoskopie durchgeführt werden, um die Kehlkopffunktionen zu überprüfen. Dabei kommt es darauf an, Stellknorpel und Stimmbänder bei flacher Narkose zu untersuchen, da nur hier eine aktive Ad- und Abduktion der Aryknorpel und damit eine Verengung und Erweiterung der Stimmritze möglich und beurteilbar ist. Dies spielt vor allem bei einseitigen und partiellen Lähmungen eine wesentliche Rolle, wo jedes Anzeichen einer Asymmetrie gewertet werden muß, während bei einer vollständigen Paralyse das Bild dem Befund bei der genetisch bedingten Form ähnelt und damit klar und einfach zu erkennen ist.

Eine Therapie ist nur chirurgisch möglich, wobei ein- oder beidseitig die Aryknorpel nach lateral fixiert werden und damit eine permanente Öffnung der Stimmritze erreicht wird (ähnlich der Kehlkopfpfeiferoperation beim Pferd). Damit kann der Luftdurchtritt in die tiefen Atemorgane für leichte bis mittlere Belastungsstufen wieder ausreichend gestaltet werden. Als Komplikationen und Nachwirkungen der aufgrund des diffizilen Operationsgebietes ebenfalls nicht einfachen chirurgischen Korrektur stehen Aspirationen vor allem von Futter in die Trachea und die Lunge im Vordergrund. Diesen kann durch entsprechende Vorbereitung des Futters (breiige Konsistenz, in Kopfhöhe füttern) in gewissem Maße entgegengewirkt werden. Doch kann die erreichte Öffnung der Stimmritze auch durch sekundäre Granulationsgewebsbildungen sich im Laufe relativ kurzer Zeit wieder verkleinern. Da die Operation häufig die einzige Möglichkeit darstellt, dem Hund ein Leben ohne ständige Atemnot zu verschaffen, muß insbesondere bei älteren Patienten das Für und Wider eingehend mit dem Besitzer besprochen werden und in schweren Fällen auch eine Euthanasie zur Diskussion stehen.

2.2.4.3 Erworbene strukturelle Veränderungen

Wie bereits im Abschnitt 2.2.3 ausgeführt, können vor allem tiefe Verletzungen im Larynx und seiner nahen Umgebung (Abszesse

der regionären Lymphknoten, Stockverletzungen mit Ösophagus-
fisteln, Hämatome und Abszesse in der Larynxwand) in der Phase
ihrer Ausheilung zu Verklebungen und Verwachsungen führen,
die die Strukturelemente des Kehlkopfes und damit auch seine
Funktion verändern können. Dabei ist meist weniger der Luftdurchtritt durch die Stimmritze behindert als vielmehr die Stimmbildung durch Einschränkung der Beweglichkeit der Aryknorpel
und der Stimmbänder sowie die Fähigkeit, die Stimmritze während des Schluckaktes vollständig zu verschließen (vor allem bei
Verwachsungen im Bereich des Kehldeckels), wodurch es vermehrt zur Aspiration von Futter und Wasser kommen kann.
Die Diagnose kann in Zusammenhang mit der Anamnese (Verletzung oder Fremdkörper im Bereich des Larynx oder Schwellung,
Bißverletzung im oberen Halsbereich) mit Hilfe der Endoskopie
leicht gestellt werden. Da die Ursache für die Verwachsungen
meist in der Tiefe des Gewebes liegen und sich zudem über einen
längeren Zeitraum gebildet haben, ist eine operative Korrektur nur
sehr selten möglich. Liegt jedoch keine Verschlußunfähigkeit des
Kehlkopfes beim Schluckakt vor, so ist das Allgemeinbefinden des
Hundes oder der Katze meist nicht weiter gestört. Bei Wach- und
Diensthunden ist jedoch nicht damit zu rechnen, daß normales
Bellen wieder möglich wird. Bei Schluckbeschwerden und wieder-
holter Aspiration von Futter oder Wasser ist die Konsistenz der
Nahrung zu variieren und das Füttern in Kopfhöhe zu versuchen,
da hierbei die Schlingbewegungen weniger stark sind.

2.2.5 Tumoren im Larynx und in dessen Umgebung

Tumoren, die die Funktion des Larynx beeinträchtigen, können sowohl im Kehlkopflumen selbst lokalisiert sein als auch im umgebenden Gewebe liegen. *Intraluminale Tumoren* (Abb. 11) gehen
meist von epithelialem Gewebe aus (Plattenepithelkarzinome,
Adenokarzinome), können aber auch von anderen Zellarten her-
stammen (z. B. Lymphosarkome, Mastozytome).

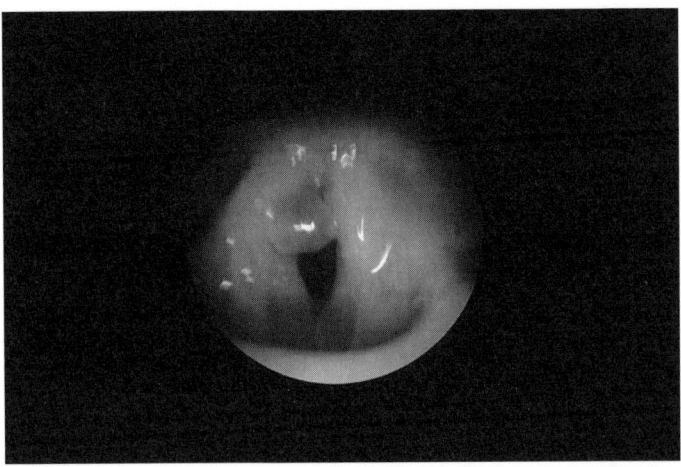

Abb. 11. Tumor im Larynx einer Katze (männlich, kastriert, 7 Jahre) als Solitärknoten von der Schleimhaut der dorsalen Stimmritze ausgehend. Sekundäre Ödematisierung der Kehlkopfschleimhaut. Histologie: Adeno-karzinom.

Extraluminale Tumoren haben ihren Ursprung z. B. in der Thyreoidea und Parathyreoidea, in den lymphatischen Organen der Lnn. mandibulares und retropharyngeales sowie in den Tonsillen. Dabei ist in der Regel die Raumforderung durch das Tumorgewebe die zu Symptomen führende Ursache. Bisweilen ist jedoch auch die Destruktion der normalen Larynxanatomie durch das Tumorwachstum für die Klinik verantwortlich. Die klinischen Anzeichen variieren stark und können Husten, Stimmveränderungen (bei Beteiligung oder Behinderung des Stimmapparates), Stenosegeräusche unter Belastung, oft aber auch in Ruhe, Schluckbeschwerden und progressive in- (und ex-)spiratorische Dyspnoe unterschiedlichen Grades umfassen. Die sekundären Symptome bestehen in Zyanose, respiratorischer Azidose, peripherer Sauerstoffmangelversorgung, Leistungsinsuffizienz, bisweilen auch Kollaps und Synkopen.

Meist läßt sich die Ursache der respiratorischen Symptomatik relativ einfach dem Larynx und seinen benachbarten Organen zuordnen. Durch die Palpation dieser Region können (manchmal be-

Tabelle 2. Medikamente und deren Dosierung für Erkrankungen des Larynx

Medikament/ Handelsname	Dosierung	Beschreibung/ Bemerkungen
Ambroxol (Mucosolvan®)	6−8 mg/kg/Tag auf 2× tägl. per os	Sekretolytikum; Metabolit von Bromhexin!
Amoxicillin + Clavulan-säure (Synulox®, Duphamox®)	12−25 mg/kg/Tag auf 2× tägl. per os oder jeden 2. Tag s. c.	Breitspektrumantibiotikum
Ampicillin (Ampitab® Tabl. oder Tropfen, Amblosin®-Lösung, Ampicillin-Sirup)	100 mg/kg/Tag auf 3× tägl. per os	Breitspektrumantibiotikum
Azepromazin (Vetranquil®)	0,04 mg/kg i. v., s. c.	Sedativum
Bromhexin (Bisolvon®)	2 mg/kg/Tag auf 2× tägl. per os 1 mg/kg/Tag auf 2× tägl. i. m., i. v.	Sekretolytikum
Bromhexin + Sulfadiazin (Bisolvonamid®)	entsprechend der Bromhexin-Dosis	Sekretolytikum mit Sulfonamid; vermehrte Anreicherung des Sulfon-amids im Bronchialsekret
Bronchicum® Elixir Hustensaft	3−6× tägl. 3 ml per os	Sekretolyse, Reizlinderung; pflanzliche Wirkstoffe
Diazepam (Valium®)	1 mg/kg i. v.	Sedativum
Diphenhydramin (Benadryl®) Hustensaft	4× tägl. 3 ml per os	Antihistaminikum, Bronchospasmolytikum
Doxycyclin (Ronaxan®)	10 mg/kg/Tag auf 2× tägl. per os	Antibiotikum; Vorsicht bei Jungtieren!
Furosemid (Lasix®, Dimazon®)	1 mg/kg i. v. initial; 1−2 mg/kg/Tag s. c., per os auf 2× tägl.	Diuretikum; Forcierung der Schleimhautabschwellung
Ketamin (Ketanest®, Ketavet®)	10 mg/kg i. m., i. v.	Narkotikum
Oxytetracyclin (Terramycin®)	5−10 mg/kg i. m., i. v. auf 2× tägl.	Antibiotikum; Vorsicht bei Jungtieren!
Pipazetat (Transpulmin® Hustensaft)	3−6× tägl. 2−5 ml per os	Sekretolyse, Reizmilderung
Polyvinylpyrrolidon-Jod-Komplex (Betaisodona® Lösung)	1:5 bis 1:10 verdünnt zur Spülung von Abszessen nach der Spaltung	desinfizierend; nur zur lokalen Anwendung!

Tabelle 2. (Fortsetzung)

Medikament/ Handelsname	Dosierung	Beschreibung/ Bemerkungen
Prednisolon®	5 – 10 mg/kg als Bolus i. v.	Glukokortikoid; Schockdosis
Prednisolon®	3 – 5 mg/kg i. v.	schleimhautabschwellende Dosis
Sulfadiazin + Trimethoprim (Tribrissen® 20 + 80)	30 mg/kg/Tag auf 2× tägl. per os	Chemotherapeutikum (Antibiose)
Sulfadoxin + Trimethoprim (Borgal®, Duoprim®)	60 mg/kg/Tag auf 2× tägl. per os, s. c.	Chemotherapeutikum (Antibiose)
Vollelektrolytlösung (Sterofundin®)	20 ml/kg in der 1. Stunde i. v. DTI	Volumenauffüllung in Schocksituationen

reits mit bloßem Auge sichtbare) Umfangsvermehrungen erfaßt und bisweilen auch dem Ursprungsorgan zugeschrieben werden. Im Gegensatz zu entzündlichen Schwellungen und auch Hämatomen nach Verletzungen sind diese tumorösen Organvergrößerungen nicht vermehrt warm und selten schmerzhaft. Röntgenaufnahmen des Kehlkopfes helfen weiter bei der Eingrenzung und Differenzierung der Veränderungen von Verletzungen und entzündlichen Massen. Tumoren zeigen im Zentrum ihrer Gewebemasse häufig Nekroseherde, die im Röntgen durch Kalzifizierung auffallen. Wenn die Atmung stabil ist, sollte zu diesem Zeitpunkt eine Laryngoskopie durchgeführt werden, um einerseits die Umfangsvermehrung und ihre Beeinträchtigung der Kehlkopffunktion direkt zu visualisieren und andererseits endgültig eine Verletzung als Ursache auszuschließen. Durch perkutane oder vom Lumen aus vorgenommene Feinnadelbiopsien oder direkter Gewebeentnahme unter endoskopischer Kontrolle kann eine Differenzierung des Tumors durch Zytologie oder Histologie vorgenommen werden. Unter Einbeziehung der daraus sich ergebenden Prognose kann die Möglichkeit einer operativen Entfernung des Tumors (u. U. einschließlich einer Totalresektion des Kehlkopfes) oder einer Chemotherapie (siehe Spezialliteratur) erwogen und deren Aussicht auf Heilung realistisch eingeschätzt werden.

Allgemein kann die Prognose von tumorösen Veränderungen im Larynx als vorsichtig bis gut eingestuft werden, sofern eine vollständige Exstirpation möglich ist. Hingegen sind die Tumoren der lymphatischen Reihe (beim Hund idiopathisches Lymphosarkom, bei der Katze im Zusammenhang mit dem Leukose/Lymphosarkom-Komplex) zwar durch Chemotherapeutika zu beeinflussen, doch ist hier die Prognose eher ungünstig. In den meisten Fällen kann jedoch durch chirurgische Intervention oder Chemotherapie auf Zeit eine Verkleinerung des Tumorgewebes und damit eine Verbesserung der Atemsituation für den Patienten erreicht werden.

3. Erkrankungen der Trachea

3.1 Entzündliche Veränderungen der Trachea

3.1.1 Infektiöse Erkrankungen

3.1.1.1 Virale Infektionen

Viral bedingte Tracheitiden können durch folgende Erreger ausgelöst werden:

- **Morbilliviren aus der Gruppe der Paramyxoviridae (Staupe),**
- **Canine Adenoviren (Zwingerhustenkomplex),**
- **Parainfluenzaviren (Zwingerhustenkomplex),**
- **Herpes- und Caliciviren (Katzenschnupfen),**
- **Feline Leukoseviren.**

Der Erreger der **Staupe** des Hundes führt zu einer tiefgreifenden Schädigung aller Epithelien des Respirationstraktes und begünstigt in hohem Maße die sekundäre Ansiedlung von Bakterien, so daß im klinischen Bild neben der eitrigen Rhinitis ein produktiver Husten, der an der Trachea sehr leicht ausgelöst werden kann, sowie bei der Auskultation laute Rassel- und Knackgeräusche über der Luftröhre und den Bronchien dominieren. Endoskopisch zeigt sich die Trachealschleimhaut mit einer deutlich verstärkten Gefäßzeichnung und einer diffusen Rötung. Eitrige, visköse Sekretbatzen, mitunter auch Sekretstraßen bedecken die Schleimhaut in weiten Bereichen. Auch die tiefen Atemwege und die Lungenalveolen sind von dieser Entzündung betroffen (s. 4.1.1.1).

Die Viren des **Zwingerhustenkomplexes** zeigen ihre Hauptmanifestation im Gegensatz zu den Paramyxoviren primär im Larynx und Pharynx (s. 2.2.1.1) und befallen erst in komplizierten Fällen die Schleimhäute der tiefen Atemwege. Auch wenn dies geschieht, bleiben die Läsionen eher geringgradig, eine bakterielle Besiedelung kommt vor, kann aber bei Behandlung mit Antibiotika leicht eingedämmt werden. Der Zwingerhusten stellt keine Indikation für eine Bronchoskopie dar (s. 2.2.1.1), so daß das endoskopische Bild (fleckig gerötete Trachealschleimhaut mit deutlicher Gefäßzeichnung, wenig eitriges Material) nur in Ausnahmefällen gesehen wird (z. B. bei Verdacht auf Fremdkörperaspiration aufgrund des extrem lauten, trockenen, würgenden Reizhustens). Die Tracheitis verläuft, wie bei der Staupe und auch der Rhinotracheitis der Katze, nicht isoliert an diesem Organ, sondern steht immer im Zusammenhang mit den durch diese Viren verursachten Entzündungen der oberen und/oder tiefen Atemwege. Aus diesem Grund werden die klinischen Symptome, die Diagnostik und die Therapie dieser Infektionen bei der Besprechung der vorwiegenden Manifestationsorte mit abgehandelt.

3.1.1.2 Bakterielle Infektionen

Spezifische bakterielle Infektionen der Trachealschleimhaut stehen meist im Zusammenhang mit Infektionen der Bronchien und des tiefen Lungengewebes. Sie werden deshalb an der dortigen Stelle ausführlich behandelt. Als wesentliche Keime kommen in Frage:

- **Klebsiella pneumoniae,**
- **Bordetella bronchiseptica,**
- **Chlamydia spp.**

Diese Keime sind besonders deshalb für die Atemwege pathogen, weil sie die oberflächliche Flimmerepithelschicht durch ihre Vermehrung und ihre Stoffwechselprodukte stark schädigen. Die empfindlichen, Flimmerhaare tragenden, Kappen des Epithels lösen sich ab, die Schleimproduktion der Becherzellen wird gestört, so daß zu viel und hochvisköses Sekret gebildet wird. All diese

Vorgänge führen dazu, daß das Selbstreinigungssystem der Bronchien und der Trachea, die sog. *mukoziliäre Clearance* in Form eines regelmäßigen, nach kranial gerichteten Sekrettransports, völlig zusammenbricht, so daß Keime, Entzündungsprodukte und abgestorbene Epithelzellen nicht abgeflimmert werden können und vor Ort die Schleimhaut weiter schädigen und an der Regeneration hindern.

Daneben spielen für sekundäre bakterielle Infektionen der Trachealschleimhaut eine ganze Reihe von Keimen eine Rolle, die nicht spezifisch für die Atemwegsepithelien pathogen sind, aber bei einer Vorschädigung der Schleimhaut z. B. durch Viren, Reizgase, strukturelle Veränderungen wie dem Trachealkollaps, Husten infolge einer dekompensierten Herzinsuffizienz oder Niereninsuffizienzen diese besiedeln können. Hier kommt es auf das Zusammenspiel zwischen Primärreizung und den Eigenschaften der einzelnen Keime an, inwieweit die die Atemwege auskleidenden Epithelien geschädigt werden. Die Besiedlung der Schleimhaut findet sowohl auf dem direkten Weg aus dem Larynx als auch hämatogen statt. Folgende Keime werden häufig gesehen:

- **Staphylococcus spp.,**
- **Streptococcus spp.,**
- **E. coli,**
- **Enterobacter spp.,**
- **Pasteurella spp.**

In einzelnen Fällen finden sich jedoch auch Problemkeime, wie z. B. *Pseudomonas* spp. und *Proteus* spp.

Das klinische Bild variiert je nach der vorhandenen Keimart. So kann der Husten trocken, matt und quälend, aber auch laut und feucht sein. Die auskultierbaren Atemgeräusche über der Trachea entsprechen den Hustenbefunden: von fein verschärftem Röhrenatmen bis hin zu lauten Rassel- und Knackgeräuschen bei viskös-purulenter Sekretion sind alle Übergänge möglich. Die Bronchoskopie zeigt in den meisten Fällen eine deutliche Rötung und Gefäßinjektion der Schleimhaut, doch sind „trockene" Bilder ebenso häufig zu sehen wie purulente Sekretionen.

Die Diagnostik der beteiligten Keimpopulationen ist sowohl bei primären als auch sekundären Infektionen einfach und sicher aus nativen Sekreten oder Tracheobronchialspülproben mittels kultureller Methoden (s. 1.3 ff.) zu erheben. Dabei sollte in keinem Fall auf einen Resistenztest verzichtet werden. Nach dessen Ergebnis ist ein passendes Antibiotikum oder Chemotherapeutikum mit guter Anreicherung im Respirationstrakt auszuwählen und über mindestens 14 Tage systemisch einzusetzen. Für die Therapie einer sekundären bakteriellen Infektion, z. B. nach Virusinfekt, kann auch ohne Sekretentnahme und -untersuchung ein Breitspektrumantibiotikum für die genannte Dauer eingesetzt werden. Ist nach Beendigung dieses Therapieganges keine Besserung erreicht worden, sollte jedoch nicht auf eine Sekretentnahme verzichtet werden. Gleichzeitig zur Gabe des Antibiotikums empfiehlt sich immer die Gabe von Sekreto- und Mukolytika, um die zähen Sekrete aufzulockern und damit die mukoziliäre Clearancefunktion wieder in Gang zu bringen:

• Bromhexin (Bisolvon®),
• Acetylcystein (z. B. Fluimucil®).

Die Prognose für die Ausheilung von primären bakteriellen Infektionen in der Trachea von Hund und Katze ist in der Regel gut bei ausreichend langer Therapie und Nachbehandlung in Form von Unterstützung der Flimmerepithel-Clearance mit Sekretolytika sowie einer vorsichtigen und langsamen Wiederaufnahme eines Leistungstrainings bei Sport- und Diensthunden. Die Rekonvaleszenzperiode ist mit drei bis sechs Monaten anzusetzen.

Die sekundären Bakterieninfektionen sind (bis auf Pseudomonas- und Proteusinfektionen) relativ einfach therapeutisch in den Griff zu bekommen, doch hängt die Prognose hier weitaus stärker von der Grunderkrankung ab. So ist vor allem bei höheren Graden eines Trachealkollapses, aber auch bei kongestiven Herzinsuffizienzen und Niereninsuffizienzen immer wieder mit Reinfektionen zu rechnen, so daß hier insgesamt die Prognose vorsichtig zu stellen ist.

3.1.2 Nichtinfektiöse Erkrankungen

Die Schleimhäute der Trachea von Hund und Katze reagieren sehr sensibel auf die Einwirkung von äußeren Reizen jeder Art. Dazu sind u. a. Reizgase (Rauch, Auto- und Industrieabgase, auch erhöhtes Schwefeldioxid, Stickoxide und Ozonwerte), ständige mechanische Reizung (Druckeinwirkung von Halsbändern durch Zerren), aber auch zu kalte, heiße oder trockene Luft zu zählen. Daneben sind auch Folgeveränderungen im Sinne einer Entzündung zu erwarten, wenn Primärerkrankungen, wie z. B. eine kongestive Herzinsuffizienz, zu einem ständigen Fluß von Stauungsflüssigkeit in den Atemwegen oder ein Trachealkollaps höheren Grades zu mechanischen Irritationen führen. Auch allergisch bedingte Veränderungen in den tiefen Atemwegen werden über die entstehende massive Sekretion, in der eosinophile Granulozyten in reicher Zahl vorkommen (die basischen Proteine aus den Granula dieser Zellen führen zu massiven Epitheldegenerationen), zu einer Schädigung der Schleimhaut in der Trachea führen (Abb. 12).

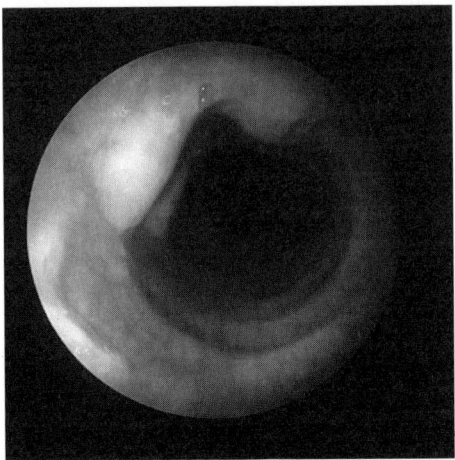

Abb. 12. Hochgradige Tracheitis mit Rötung, Gefäßinjektion und purulent wirkendem Sekret bei einem Hund (Beagle, weiblich, 6 Jahre) mit eosinophiler Tracheobronchitis. In einem Intrakutantest wurden Katzenepithelien als Ursache der Allergie festgestellt.

Klinisch steht in allen Fällen anfangs ein leiser und trockener Husten im Vordergrund, der allerdings rasch aufgrund einer erhöhten Sekretion feucht werden kann. An der Schleimhaut wird im Endoskopiebild einerseits eine deutlich vermehrte Füllung der zirkulär und längs verlaufenden Gefäße sowie eine diffuse Rötung der Membrana dorsalis gesehen, andererseits aber auch eine zunehmende Verdickung der gesamten Schleimhautoberfläche infolge Ödematisierung. Im letzteren Fall sind die Knorpelspangen in der Trachea nicht mehr eindeutig voneinander abgrenzbar. Bei allergischen Tracheitiden werden gelb-grünliche, visköse, stark eitrig wirkende Sekretmassen angetroffen.

Für eine erfolgreiche Therapie der nichtinfektiösen Entzündungen der Trachea muß in erster Linie die auslösende Ursache gesucht und abgestellt werden. Dazu zählt auch die ätiologische Behandlung von vorliegenden Grunderkrankungen. Zur Reizlinderung sollte versucht werden, mit Sekretolytika den Sekretfluß leicht anzuregen, die Sekretion aber gleichzeitig flüssig zu halten (z. B. mit Bromhexin [Bisolvon®] oder Guaifenesin [Cejakol®]). Auch Inhalationen mit physiologischer Kochsalzlösung und Kamillenextrakten sind günstig. Da immer die Gefahr einer bakteriellen Sekundärinfektion im Hintergrund steht, sollte auf den Einsatz von Glukokortikoiden jeder Art möglichst verzichtet werden, doch ist über deren Anwendung von Fall zu Fall zu entscheiden. In keinem Fall sollten jedoch Codein oder andere Antitussiva zur Hustenunterdrückung eingesetzt werden, da hierdurch das Kardinalsymptom der Tracheitis zwar verschwindet, die Situation an der Schleimhaut durch Retention von Sekret und degenerierten Zellen aber eher verschlechtert wird.

Die Prognose der nichtinfektiösen Tracheitis hängt von der Möglichkeit der Abschaltung der auslösenden Ursachen bzw. der Therapiefähigkeit der Grunderkrankung ab. Während sich externe Reizursachen nach ihrer Erkennung meist einfach beseitigen lassen, ist ein Trachealkollaps in seiner Morphologie durch Medikamente nicht zu beeinflussen. In diesen Fällen kann durch die symptomatische Therapie nur eine Reizlinderung für das Tier erreicht werden.

3.2 Morphologisch-strukturelle Veränderungen der Trachea

3.2.1 Trachealkollaps

Der Trachealkollaps kommt aufgrund der anatomischen Voraussetzungen nur bei Hunden, nicht jedoch bei Katzen vor. Bei den Hunden gibt es Rassen mit einer genetisch festgelegten Prädisposition zur Entstehung des Kollapses, die im wesentlichen mit der Veranlagung zur Chondrodysplasie (Dackel, Pekinese, Pudel, Yorkshire Terrier, Basset, Bulldogge, Mops) gekoppelt ist. Bei diesen Tieren weisen die Trachealknorpel eine Forminstabilität auf, die dazu führt, daß der runde bis leicht querovale Querschnitt der gesunden Trachea sich mit zunehmendem Alter weiter dorsoventral abflacht. Gleichzeitig wird der Bindegewebsanteil der Membrana dorsalis überdehnt, so daß diese Muskel-Bindegewebsmembran immer schlaffer wird und weiter durchhängt. Ausgehend von einer flachquerovalen Form (Grad I), wird so über die sogenannte Säbelscheidenform der Trachea (Grad II; Abb. 13) ein völliger Kollaps mit gegenseitiger Berührung der dorsalen und ventralen Schleimhautflächen in der Luftröhre möglich (Grad III). Davon ist der Übergangsbereich des Halsteiles der Trachea in den Brustteil an der Apertura thoracis meist eher betroffen als die beiden angrenzenden Bereiche. Entsprechend dieser morphologischen Entwicklung wird auch die klinische Symptomatik immer heftiger: Während zunächst nur vereinzelte Hustenstöße, meist bei Zug an der Leine, erfolgen, geht die Säbelscheidentrachea bereits mit spontanen Hustenanfällen in Ruhe, bisweilen mit Atemnotanfällen (ziehende Dyspnoe bei der Inspiration) einher. Die hochgradigen Fälle des Trachealkollapses sind immer mit einer dauernden, auch in völliger Ruhe nicht aufhörenden, starken Dyspnoe verbunden; die Patienten haben ein lautes, ziehend-schnarchendes Atemgeräusch, bevorzugen eine gestreckte Kopf-Hals-Haltung und kommen schon bei geringer Belastung oder Aufregung in einen zyanotischen Zustand. Da durch die Einengung dieses zentralen Atemwegs auch veränderte Druckverhältnisse im Kleinen Kreislauf entstehen, ist in diesen Fällen immer mit der Ausbildung eines Cor pulmonale zu rechnen.

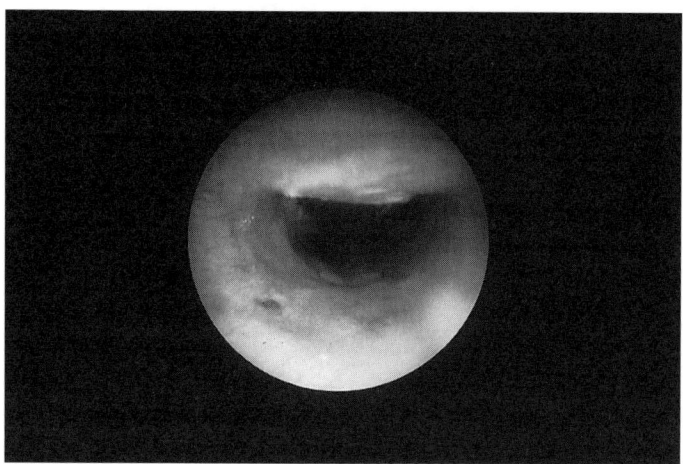

Abb. 13. Trachealkollaps Grad II („Säbelscheidentrachea") bei einem Hund (Zwergpudel, männlich, 8 Jahre). Deutlich zu erkennen ist die entzündliche Schwellung der Schleimhaut mit Lymphfollikeln und Sekretauflagerungen sowie punktuellen Erosionen. Die physiologischerweise deutlich sichtbaren Knorpelspangen der Luftröhre sind nicht mehr zu sehen.

Bei Erkrankungen des Respirationstrakts, die mit einer ständigen Stenose im Larynxbereich oder über längere Zeit bestehenden Unterdruckverhältnissen im Pleuralraum (forcierte Inspiration infolge Bronchospasmen oder verminderter Diffusion der Atemgase in den Alveolen) einhergehen, kann es sekundär zur Entwicklung eines Trachealkollapses kommen, der jedoch selten den Grad II überschreitet.
Die Diagnose ist durch die typische Anamnese in Zusammenhang mit der Rasse und der Symptomatik klinisch bereits in vielen Fällen als Verdacht zu stellen. Sie wird erhärtet durch Röntgenaufnahmen des Halses, die in der Exspirations- und Inspirationsphase belichtet werden sollten. Da die Röntgenaufnahmen nur das Vorhandensein der strukturellen Veränderung, nicht jedoch die Entzündungserscheinungen an der Schleimhaut dokumentieren können, sollte in Fällen des Trachealkollapses der Grade II und III eine Bronchoskopie zur direkten Beurteilung der Veränderungen

in der Luftröhre (Rötung, Ödematisierung, Sekretbildung nach Menge, Art und Konsistenz) sowie der Folgeveränderungen an der Lunge (Verbreiterung der Bifurcatio tracheae, Bronchialkollaps) durchgeführt werden. Gleichzeitig kann durch die Entnahme von Sekretproben eine mögliche bakterielle Besiedlung abgeklärt werden.

Die Therapie beschränkt sich beim Trachealkollaps I. Grades auf die Vermeidung von auslösenden Situationen (Brustgeschirr statt Halsband) sowie auf die intermittierende Gabe von Sekretolytika (Bromhexin), welche die Reizung durch verbesserten Abtransport von Sekret und degenerierten Zellen vermindert. Beim Tracheal-kollaps II. Grades ist neben der reizlindernden Sekretolyse zumindest phasenweise zusätzlich die Gabe von niedrigen Dosen kurzwirksamer Glukokortikoide in Erwägung zu ziehen, um dem Patienten die Möglichkeit zu geben, aus dem Kreislauf Husten-Kollaps-Husten herauszukommen. Doch sollte vorher eine bakterielle Sekundärinfektion ausgeschlossen worden sein oder gleichzeitig eine Antibiose durchgeführt werden. Beim Trachealkollaps Grad III ist aufgrund der meist stark ödematisierten, mit Sekret bedeckten Schleimhäute folgende Medikation in Kombination durchzuführen, um dem Hund das Atmen zu erleichtern:

• Sekretolyse, z. B. mit Bromhexin;
• Prednisolon, 1 mg/kg Körpermasse bis zur klinischen Besserung, dann in zwei Schritten auf 0,25 mg/kg Körpermasse jeden bis jeden 2. Tag reduzieren;
• niedrigdosierte Diurese zur Förderung der Abschwellung der Schleimhäute bis zur klinischen Besserung, z. B. mit Furosemid;
• Antibiose (nach Antibiogramm oder Breitspektrum) bei Verschlechterung der Atemsituation;
• Vermeidung möglichst jeder Aufregung.

In einigen Fällen wird beim Grad-III-Kollaps nur eine plastische Rekonstruktion durch eine Operation (z. B. Raffung der Membrana dorsalis oder Implantation einer Plastikspirale) zur Wiederherstellung des Tracheallumens und damit zu einer ausreichenden Atemsituation für den Patienten führen.

Während die Prognose beim Grad-I-Kollaps durchaus als gut zu betrachten ist, werden die Aussichten auch für eine ausreichende Atmung in den folgenden Stadien immer schlechter. Alle Therapieformen können eine Erleichterung der Atmung und Verbesserung des Wohlbefindens, aber keine Heilung erzielen.

3.2.2 Hypoplasie der Trachea

Die Hypoplasie der Trachea ist Teil eines angeborenen Syndroms, bei dem neben dem durch unzureichendes Wachstum der Trachealringe verringerten Durchmesser der Luftröhre auch andere Organe (stenosierte Nasenöffnungen, überlanges Velum palatinum, Herzmißbildungen und Megaösophagus) betroffen sind. Das Syndrom tritt bei jungen brachycephalen Tieren auf, wobei Englische Bulldoggen und Boston Terrier besonders häufig betroffen sind, und variiert im Ausprägungsgrad von leicht bis schwer.

Die klinischen Symptome werden durch Atemnot unterschiedlichen Ausmaßes, Stridorgeräusche und Husten charakterisiert. Bei der Palpation kann die sehr kleine Luftröhre bisweilen klinisch angesprochen werden. Husten ist immer auslösbar. Zeichen einer Bronchopneumonie können über der Lunge ebenfalls gefunden werden, da die Hypoplasie die Ansiedlung von Sekundärinfektionen erleichtert.

Die Diagnose wird röntgenologisch gestellt, wobei der genaue Durchmesser der Trachea festgestellt wird (der physiologische ventrodorsale Durchmesser der Trachea auf Höhe der 3. Rippe beträgt ungefähr dreimal die Breite der 3. Rippe auf Tracheahöhe; ein anderes Berechnungssystem bestimmt den inneren Durchmesser der Trachea an der Apertura thoracis und setzt ihn ins Verhältnis zum Abstand zwischen ventraler Fläche des 1. Brustwirbels und dorsaler Fläche des Manubriums sterni; die normale Relation ist größer oder gleich 0,16).

Die Einschränkung der Lebensqualität für das betroffene Tier hängt vom Ausmaß der Hypoplasie und vom Vorhandensein anderer angeborener Defekte ab. Da die Tiere zu bakteriellen Sekundärinfektionen neigen, ist von Zeit zu Zeit die Gabe von Antibiotika (vorzugsweise nach Resistenzbestimmung der beteiligten Keime) erforderlich. Auch Bronchodilatatoren (s. Tabelle 4 am Ende von Kapitel 4) können die Atmung positiv beeinflussen. Obwohl eine Möglichkeit zur chirurgischen Korrektur der Mißbildung nicht gegeben ist, können viele Tiere mit einer verengten Trachea ein nahezu problemfreies Leben als Schoß- und Begleithunde führen. Jedoch sollte den Besitzern dringend davon abgeraten werden, mit diesen Hunden zu züchten, obgleich der Erbgang dieser angeborenen Veränderung bisher nicht festgestellt werden konnte.

3.2.3   Tumoren in der Trachea und ihrer Umgebung

Tumoren in der Trachea kommen relativ selten vor. Sie gehen einerseits von entarteten Epithelzellen, andererseits von Zellen der lymphatischen Reihe aus. Daneben kommen in einzelnen Fällen auch (Abklatsch-)Metastasen von Tumoren anderer Herkunft vor.

Bei den vom respiratorischen Epithel ausgehenden Veränderungen handelt es sich in den meisten Fällen um Plattenepithelkarzinome, die spontan, aber auch insbesondere in Bereichen mit chronischer mechanischer Irritation aus Metaplasien der Flimmerepithelpopulation heraus entstehen. Sie rufen zunächst ulzerative Läsionen auf der Schleimhaut hervor, bilden dann jedoch schnell ein typisches blumenkohlartiges Gebilde mit stark durchbluteter Oberfläche. Mit zunehmender Größe wird dabei das Lumen dieses zentralen Atemwegs immer mehr eingeengt, so daß erhebliche Zeichen der Dyspnoe einsetzen. Die Metastasierung, auch innerhalb des Röhrensystems der Atemwege, erfolgt vergleichsweise rasch.

Von der lymphatischen Zellreihe stammende Tumoren in der Trachea gehen aus den Lymphfollikeln in der Schleimhaut hervor. Durch die Ausbreitung der Tumorzellen via Blut und Lymphe treten die Veränderungen meist in zahlreichen Follikeln gleichzeitig auf. Die Tumoren imponieren nur selten durch große Solitärknoten, sondern zeigen sich als generalisierte knötchenartige Verdickungen in der Schleimhaut, die die Atmung selbst aber kaum einschränken.

Metastasen von Tumoren aus anderen Körperregionen kommen nur selten in der Trachea vor, vereinzelt werden aber durch lokal verschleppte Tumorzellen aus dem Maul- und Kehlkopfbereich entstandene Zubildungen im Anfangsteil der Trachea beobachtet. Ihr Aussehen entspricht dem Primärtumor. Sie werden meist als Zufallsbefund gesehen, da die Primärläsionen in der Regel als raumfordernde Prozesse größere Probleme verursachen bevor die Metastasen klinisch überhaupt in Erscheinung treten.

Bisweilen bricht auch infiltrativ wachsendes Tumorgewebe aus benachbarten Organen (z. B. der Speiseröhre) in die Wand und das Lumen der Trachea ein. Die Veränderungen werden meist erst dann bemerkt, wenn eine Stenose der Luftröhre durch das Tumorwachstum eintritt. Auch Schilddrüsentumoren, Thymome und andere Tumoren aus der Umgebung der Trachea können zu einer Einengung der Luftröhre durch Druckausübung führen.

Die Diagnose kann außer aus den bisweilen nur unspezifischen klinischen Erscheinungen (Husten, bei raumfordernden Tumoren auch zunehmende Stenose mit Dyspnoe und pfeifendem Atemgeräusch) über Röntgenaufnahmen verdachtsweise erhärtet werden. Liegen gleichzeitig Schluckbeschwerden vor, sollte in jedem Fall auch eine Kontrastmitteldarstellung des Ösophagus erfolgen, um Stenosierungen in diesem Bereich zu dokumentieren. Die endgültige Diagnose kann aber nach endoskopischer Darstellung und Gewebeprobenentnahmen aus den veränderten Bezirken nur histologisch gestellt werden.

Beim Lymphosarkom, das vornehmlich bei der Katze (in Verbindung mit einer felinen Leukosevirusinfektion) vorkommt, kann eine Chemotherapie zum Rückgang der Veränderungen führen, doch ist auch unter Therapie mit rezidivierendem Auftreten zu rechnen. Bei allen anderen Tumorformen in der Trachea ist eine medikamentöse Therapie nicht erfolgversprechend, ebenso ist eine chirurgische Intervention aufgrund der Metastasierungstendenz und des multiplen Auftretens nur in den wenigsten Fällen möglich. Bei Solitärknoten können mehrere Trachealringe reseziert werden. Neben rein palliativen Maßnahmen (endoskopischer

Abtragung von Tumorteilen mittels Diathermie, Laser- oder Kälteanwendung; Glukokortikoide zur Abschwellung der Schleimhäute) muß bei einer deutlichen Verschlechterung der Atemsituation für den Patienten eine Euthanasie erwogen werden. Die Prognose bei Tumoren in der Trachea muß generell als ungünstig gestellt werden.

3.2.4 Verletzungen der Trachea

Durch ihre exponierte Lage an der Oberfläche des Halses ist die Trachea bisweilen bei Verletzungen durch Bisse oder Fremdkörper (z. B. Pfählungswunden, perforierenden Verletzungen aus dem Ösophagus, wie Holzsplitter, Knochen, Metall- und Plastikteile, nicht jedoch in der Trachea selbst liegende Fremdteile!) mit betroffen. Bei allen diesen Traumata kann Luft aus der Wunde in der Wand der Trachea in die Unterhaut und im Brustteil der Luftröhre auch ins Mittelfell entweichen, wodurch zunächst Unterhautemphyseme sowie bisweilen auch die Ausdehnung der Lunge stark behindernde Luftansammlungen im Mittelfellspalt entstehen können. Neben der puffigen Anschwellung des gesamten Halses steht vor allem beim Mittelfellspaltemphysem eine nicht zu unterschätzende Dyspnoe mit deutlichen Atemnotsymptomen klinisch im Vordergrund. Nach dem (operativen) Verschluß der offenen Wunden in der Trachealwand und Resorption der Emphyseme verheilen die Verletzungen selbst zunächst meist problemlos. Erst in der Folge von Verwachsungen der traumatisierten Stellen mit umgebendem Gewebe und Spangenbildung durch Narbengewebe können segmentbezogen Stenosen der Trachea entstehen.
Die Diagose ist aus der Anamnese sowie mit Hilfe von Röntgen und Endoskopie leicht zu stellen.
Therapeutisch können eingeengte Abschnitte der Trachea als Folgeerscheinung der Verletzung chirurgisch erweitert (ballotiert) oder reseziert und Verwachsungen mit umgebendem Gewebe, sofern sie für die Atmung hinderlich sind, gelöst werden. Die Prognose ist dann als günstig einzustufen.

3.3   Fremdkörper in der Trachea

Die Aspiration von Fremdkörpern in die Trachea ist im wesentlichen von deren Größe abhängig, da sie als Engstelle die Stimmritze passieren müssen. Dabei verhindern die Schutzmechanismen des Larynx, die bei Berührung der Schleimhaut sofort einen Schluß der Stimmritze bis hin zum Laryngospasmus auslösen, den Durchtritt der meisten Fremdmaterialien. Nur im Zusammenhang mit einer sehr heftigen und tiefen Inspiration gelingt es manchen Körpern, dieses Hindernis zu überwinden. Kleine Partikel werden dann häufig gleich weiter in den Bronchialbaum hinein aspiriert, während größere und/oder sperrige Fremdkörper in der Luftröhre oder an der Bifurcatio tracheae steckenbleiben. Neben pflanzlichen Materialien (Halme, Ähren, Rispen, Stöckchen) kommen Holz- und Knochensplitter, Plastikteile von zerbissenem Spielzeug, Stoffteile, Federn und viele andere Gegenstände vor.

Da die Trachea der zentrale Atemweg ist, wird sich eine Einengung des Lumens durch einen Fremdkörper neben der damit verbundenen Reizung, die zu heftigen Hustenanfällen führt, vor allem durch eine direkt nach der Aspiration akut einsetzende hochgradige Dyspnoe auszeichnen. Die Tiere zeigen in diesen Fällen mit Panikanzeichen gekoppelten Lufthunger und setzen alle zur Verfügung stehenden akzessorischen Mechanismen (gestreckter Kopf-Hals-Bereich, Abstellen der Schulterblätter, aktiver Einsatz der Zwischenrippenmuskulatur, extreme Bauchatmung) zur Verbesserung der Luftzufuhr ein.

Die sehr dramatische Symptomatik erfordert ein rasches Handeln, so daß neben einer Röntgenaufnahme des Kehlkopfes und Halses zur Lokalisation des Problems eine Bronchoskopie zur Diagnosestellung unabdingbar ist. Da manche Fremdkörper aufgrund ihrer Form und Größe mit Faßzangen nur schwer oder gar nicht zu greifen sind, andere zwar erfaßt, jedoch nicht wieder durch den Larynx zurückgezogen werden können, müssen die Vorbereitungen für eine Tracheotomie und eine operative Entfernung des Fremdkörpers getroffen sein. Ist der Fremdkörper entfernt und die Atmung damit wieder ungehindert möglich, erholen sich die Patienten sehr rasch. Sind Verletzungen der Schleimhaut

in der Trachea durch das Fremdmaterial eingetreten, ist eine Antibiose über mehrere Tage angezeigt.
Als Differentialdiagnose der akuten schweren Atemnot kommen obturierende Fremdkörper im Larynx, ein hochgradiges Larynxödem, ein Laryngospasmus, große Fremdkörper im Ösophagus, die zu einer Kompression der Trachea führen, sowie ein länger dauernder Bronchospasmus in Betracht. Die Endoskopie ist das Mittel der Wahl, um diese Zustände voneinander abzugrenzen.

Tabelle 3. Medikamente und deren Dosierungen bei Erkrankungen der Trachea

Medikament/ Handelsname	Dosierung	Beschreibung/ Bemerkungen
Acetylcystein (Fluimucil®)	9 mg/kg/Tag auf 3× tägl. per os 15 mg/kg/Tag auf 3× als Inhalation (10–20%ige Lösung, pH 7–9)	Mukolytikum; nicht mit Tetracyclinen und Cephalosporinen kombinieren; Amoxicillin, Doxycyclin, Erythromycin und Thiamphenicol können gleichzeitig gegeben werden.
Ambroxol (Mucosolvan®)	6–8 mg/kg/Tag auf 2× tägl. per os	Sekretolytikum; Metabolit von Bromhexin
Ammoniumchlorid (Benadryl® Expectorans)	20–30 mg/kg/Tag per os	Reflexsekretolytikum; geringe therapeutische Breite!
Amoxicillin + Clavulansäure (Synulox®, Duphamox®, Claforan®, Clamoxyl®)	12–25 mg/kg/Tag auf 2× tägl. per os, i. v., oder jeden 2. Tag s. c. (Duphamox®)	Breitspektrumantibiotikum
Ampicillin (Amblosin®, Ampitab® Tabl. u. Trpf., Ampicillin® Sirup)	100 mg/kg/Tag auf 3× tägl. per os, i. v., s. c.	Breitspektrumantibiotikum
Bromhexin (Bisolvon®)	2 mg/kg/Tag auf 2× tägl. per os 1 mg/kg/Tag auf 2× tägl. i. m., i. v.	Sekretolytikum
Bromhexin + Sulfadiazin (Bisolvonamid®)	entsprechend der Bromhexin-Dosis	Sekretolytikum mit Sulfonamid; potenzierte Anreicherung des Sulfonamids im Bronchialsekret

Tabelle 3. (Fortsetzung)

Medikament/ Handelsname	Dosierung	Beschreibung/ Bemerkungen
Cephalexin (Cefaseptin®)	30–50 mg/kg/Tag auf 2× per os	Antibiotikum
Cephalotin®	30–50 mg/kg/Tag auf 2× i.v., s.c.	Antibiotikum
Doxycyclin (Ronaxan®)	20 mg/kg/Tag auf 2× per os	Antibiotikum; Vorsicht bei Jungtieren!
Enrofloxacin (Baytril®)	5(–10) mg/kg/Tag auf 2× tägl. per os, s.c., i.v.	Antibiotikum, vorwiegend gramnegatives Spektrum
Gentamicin (Geraphan®)	4 mg/kg/Tag auf 2× tägl. i.v., s.c., i.m.	Antibiotikum, gram- negatives Spektrum; nierentoxisch, maximal 5 Tage
Guaifenesin (Cejakol®)	siehe Guajacol	Reflexsekretolytikum; Glycerolether von Guajacol
Guajacol (Cejakol®)	8–15 mg/kg/Tag auf 3–4×tägl. per os als Mono- therapie; 1–3 mg/kg auf 3–4× tägl. per os mit Bronchospasmolytika	Reflexsekretolytikum
Oxytetracyclin (Terramycin®)	5–10 mg/kg/Tag auf 2× tägl. i.m., i.v.	Antibiotikum; Vorsicht bei Jungtieren!
Prednisolon®	(1–)0,5–0,25 mg/kg/Tag oder jeden 2. Tag per os	Glukokortikoid, antiphlo- gistische Wirkung; nur vorübergehend bei Reiz- husten!
Sulfadiazin+Trimethoprim (Tribrissen® 20 + 80)	30 mg/kg/Tag auf 2× tägl. per os	potenziertes Sulfonamid
Sulfadoxin+Trimethoprim (Borgal®, Duoprim®)	60 mg/kg/Tag auf 2× tägl. per os, s.c.	potenziertes Sulfonamid
Theophyllin (Euphyllin®)	10–15 mg/kg/Tag auf 3× tägl. per os 5 mg/kg/Tag auf 3× tägl. i.v.	Bronchodilatation + Sekretomotorikum

4. Erkrankungen der unteren Atemwege

4.1 Entzündliche Veränderungen der Bronchien und des tiefen Lungengewebes

4.1.1 Infektiöse Erkrankungen

4.1.1.1 Virale Infektionen

Folgende Viruserkrankungen können beim Hund und bei der Katze mit pathologischen Veränderungen in den Bronchien und der Lunge einhergehen:

- Canines Adenovirus 2 (CAV 2) und Parainfluenzavirus 2 (PIV 2) (im Zwingerhusten-Komplex),
- Morbillivirus aus der Gruppe der Paramyxoviridae (Staupe),
- Canines Herpesvirus 1 („Welpensterben"),
- Felines Herpesvirus 1 und Calicivirus (im Katzenschnupfenkomplex),
- Felines Leukosevirus,
- Felines Immundefizienzvirus (FIV).

Die beiden letztgenannten Viren können neben anderen Organmanifestationen auch Sekundärinfektionen des Respirationstraktes begünstigen.

Der Zwingerhusten beim Hund wird primär durch das **Canine Adenovirus 2**, sekundär auch von **Parainfluenza-2-Viren** verursacht, die beide einen starken Tropismus zu den Epithelzellen des Atmungstraktes aufweisen. Dadurch werden die bereits beim Larynx beschriebenen Symptome (Tonsillitis, lauter, anfallsartig einsetzender Würgehusten) hervorgerufen. Die aufgrund der Besiedlung der Tracheal- und Bronchialschleimhaut auftretenden Symptome einer Tracheobronchitis gehen meist in den Symptomen des oberen Respirationstraktes unter. Bedeutung gewinnt diese erst dann, wenn weitere Sekundärinfektionen, z. B. mit *Bordetella bronchiseptica*, Mykoplasmen (mit zum Zwingerhustenkomplex zählend) und gelegentlich auch Staupeviren, zu einer ausgeprägten Tracheobronchitis bis hin zur tiefgreifenden Bronchopneumonie führen. Während die rein viral bedingte Form des Zwingerhustens, abgesehen vom Kardinalsymptom Husten, kaum eine Störung des Allgemeinbefindens verursacht und auch ohne Behandlung in acht bis zehn Tagen ausheilt, ist bei einer Superinfektion mit den oben genannten Keimen eine Therapie erforderlich, um länger anhaltende bronchopneumonische Symptome (Husten, Kurzatmigkeit, Leistungsschwäche, auskultatorisch verschärfte Atemgeräusche) aufgrund von entzündlichen Veränderungen der respiratorischen Epithelien, Sekretstau und gestörter mukoziliärer Clearance zu verhindern.

Zur Diagnostik können die Viren aus zellhaltigem Abstrichmaterial vom Larynx oder aus der Trachea angezüchtet werden, doch ist dies aufgrund der typischen Anamnese und Symptomatik meist nur von akademischem Interesse. Dagegen kann bei primär therapieresistenten Sekundärinfektionen eine Sekretgewinnung mit Anzüchtung der beteiligten Bakterien und Anfertigung eines Antibiogrammes hilfreich sein. Allerdings kann auch bei diesem Verlauf zunächst „blind" nach unten angegebenem Schema therapiert werden. Zur antibiotischen Behandlung der Bordetellen empfehlen sich Sulfonamid/Trimethoprim-Kombinationen und Tetracycline, während die häufig beteiligten Mykoplasmen vorwiegend durch Tylosin, Erythromycin und Spiramycin, nicht jedoch durch Penicillin und halbsynthetische Penicilline wie Ampicillin erfaßt werden.

Eine begleitende sekretolytische und broncholytische Therapie (s. Tabelle 4) ist hilfreich, um das Abhusten der Entzündungsprodukte zu erleichtern. Prophylaktisch kann gegen die viralen Komponenten des Zwingerhustens geimpft werden, wobei eine zwei-

malige Grundimmunisierung ab der 8. Lebenswoche häufig aus-
reicht, da der sich entwickelnde Antikörpertiter durch Kontakt zu
Feldvirus ständig aufrechterhalten wird.
Die Prognose des Zwingerhustens als Laryngotracheitis ist als
gut, bei sekundären Infektionen mit Bordetellen und Mykoplasmen als gut bis vorsichtig einzuschätzen. Kommt eine Staupeinfektion zum Zwingerhusten hinzu, ist die Prognose als vorsichtig
bis ungünstig einzustufen (siehe unten).
Das **Staupevirus** (Morbillivirus aus der Gruppe der Paramyxoviridae) zeigt neben anderen Organmanifestationen (Magen-
Darm-Trakt, ZNS, Haut) auch einen ausgesprochenen Tropismus
zu den Zellen des Respirationstraktes, wodurch eine interstitielle
Pneumonie mit Verdickung der Alveolarsepten sowie eine Degeneration des Bronchialepithels zustande kommen. Klinisch stehen
eine Tonsillitis/Laryngitis und Bronchitis mit Husten im Vordergrund. Eine rasche bakterielle Besiedelung äußert sich klinisch in
einer purulenten Rhinitis und Konjunktivitis sowie feuchtem Husten und rasselndem Atemgeräusch. Da durch die Staupeviren
auch die Lymphozyten supprimiert werden, ist die Abwehr der
Hunde in hohem Maße beeinträchtigt. In den meisten Fällen tritt
die respiratorische Form der Staupe nicht isoliert, sondern gleichzeitig mit der enteralen oder auch gefolgt von der zentralnervalen
und kutanen Form auf.
Die Diagnose ,,Staupe'' kann direkt als Virus(Antigen)-Nachweis
aus Konjunktivalabstrichen, Tracheobronchialsekret (Virus in den
Epithelzellen), Urin oder Kotproben bei gleichzeitig vorhandener
Enteritis oder als signifikanter Antikörperanstieg in einem Serum-
paar innerhalb von zwei bis drei Wochen durchgeführt werden.
Die Therapie der Staupe ist nur symptomatisch möglich und bei
der respiratorischen Form meist auf die Bekämpfung der bakteriellen Sekundärinfektionen ausgerichtet. Breitspektrumantibio-
tika mit hohem Gewebespiegel in der Lunge sind vorzuziehen
(Amoxicillin + Clavulansäure, Cephalosporine, Trimethoprim-po-
tenzierte Sulfonamide).
Auch Sekretolyse und Broncholyse helfen bei der Elimination der
Entzündungsprodukte (s. Tabelle 4). Daneben sollten je nach vorhandener Symptomatik (Gastroenteritis, Myoklonien, Anfälle,

Staupeexanthem, Hyperkeratose der Ballen und des Nasenspiegels) entsprechende Therapiemaßnahmen durchgeführt werden. Einen guten Schutz vor einer Staupeinfektion bietet die prophylaktische Impfung mit inaktiviertem Staupevirus, nach einer zweimaligen Grundimmunisierung im Welpenalter ab der 8. Lebenswoche im zweijährigen Abstand aufgefrischt. Durch die Öffnung der Grenzen nach Osten in den letzten Jahren, die einen vermehrten Handel mit Hunden aus den früheren Ostblockländern zur Folge haben, ist der Infektionsdruck für die Staupe im Vergleich zu den Jahren vor der Wende wieder deutlich angestiegen. Prophylaktischen Maßnahmen zur Bekämpfung dieser Infektion kommt deshalb wieder eine erhöhte Bedeutung zu.

Insbesondere aufgrund der ZNS-Staupe ist die Prognose für die Patienten ungünstig, auch wenn die akute Infektion überstanden wird.

Herpesvirus-1-Infektion: Gelegentlich kommt es bei einer Infektion von Welpen, die älter als drei Wochen sind, und die damit bereits eine deutliche Resistenz gegenüber dem Virus des ,,Welpensterbens'' aufweisen, zu leichten respiratorischen Symptomen mit Rhinitis, Pharyngitis, Husten und auskultatorisch verschärften Atemgeräuschen. Die Heilung setzt in der Regel spontan ein, womit sich die Prognose deutlich von derjenigen der CHV-1-Infektion der Welpen unterscheidet, die jünger als zwei Wochen sind. Wesentlich für den Schutz der Welpen sind die diaplazentar und über das Kolostrum von der Mutterhündin übertragenen maternalen Antikörper, da diese die für die Welpen kritischen drei ersten Lebenswochen abdecken. Vakzinen sind allerdings nicht im Handel erhältlich, da sich die Infektionen innerhalb der Zwinger meist von selbst limitieren.

Bei den Katzen ist vor allem bei Jungtieren oder unter Streßsituationen (Tierheimaufenthalt, Katzenpension etc.) die **Katzenschnupfeninfektion**, primär durch das Feline Herpesvirus 1 (Rhinotracheitis-Virus) und verschiedene Stämme der Caliciviren getragen, als respiratorische Infektion weit verbreitet. Während initial eine seröse Rhinitis mit Niesreiz, mukösem Augenausfluß, schmerzhaften erosiven Schleimhautläsionen auf der Zunge, Pharyngitis, Schwellung der Lnn. mandibulares und Fieber bis

41 °C im Vordergrund steht, breitet sich die Infektion rasch auf die Schleimhäute der Trachea und der Bronchien aus, so daß auch Husten und leichte Polypnoe das klinische Bild mit bestimmen. Auf die viral vorgeschädigten Epithelien des gesamten Respirationstraktes können sich sekundäre bakterielle Infektionen vor allem mit Chlamydien, Bordetellen und Streptokokken setzen, so daß die Entzündungen rasch eitrigen Charakter annehmen.

Die Diagnose ist durch die typische Symptomatik einfach ohne weiteren Aufwand zu stellen.

Die Therapie kann bezüglich der auslösenden Viren nur symptomatisch durchgeführt werden und umfaßt neben der antibiotischen Abdeckung (Ampicillin, Sulfonamid/Trimethoprim-Kombinationen, Tetrazykline gegen die Chlamydien (bei Jungtieren unter Vorbehalt)) auch eine intensive Betreuung der oft durch die verstopfte Nase anorektischen Katzen durch Dauertropfinfusion, flüssige Ernährung mittels Spritze oder Sonde, mehrmals tägliche Reinigung und Pflege des Nasenspiegels, Inhalationen und Applikation von Wärme (Infrarotlampe) bei gleichzeitiger Korrektur des Raumklimas (Luftfeuchtigkeit mindestens 60%).

Als wirksame Prophylaxe gegen schwere Infektionen hat sich die Impfung der Katzen mit einer Kombinationsvakzine (Herpesvirus plus zwei Calicivirusstämme) als jährliche Impfung nach einer zweimaligen Grundimmunisierung im Welpenalter ab der 8. Lebenswoche erwiesen. Leichtere, subakut verlaufende Infektionen mit nicht geimpften Calicivirusstämmen oder auch ausgelöst durch Chlamydien können dadurch allerdings nicht ausgeschlossen werden. Die Impfung empfiehlt sich auch für reine Wohnungskatzen, da sowohl Herpes- als auch Caliciviren aufgrund ihrer hohen Tenazität ohne direkten Kontakt übertragen werden können.

Die Prognose des Katzenschnupfens ist meist gut, es kann jedoch bei komplizierten Fällen zu chronischen mukopurulenten Rhinitiden oder auch bleibenden Augenveränderungen (Hornhauttrübungen, Verklebung des Ductus nasolacrimalis mit persistierendem Ausfluß) kommen.

Infektionen mit dem Felinen Leukosevirus und dem Felinen Immundefizienzvirus führen nicht direkt, aber über eine Schwächung der Abwehr zur Begünstigung von bakteriellen Sekundärinfektionen, die meist in Form einer purulenten Tracheobronchitis oder Bronchopneumonie verlaufen (s. 4.1.1.2). Durch das Leukosevirus kann auch in einigen Fällen über eine Vermehrung im bronchialassoziierten Lymphgewebe (BALT = bronchial associated lymphoid tissue) direkt eine Schädigung der Atemwege eintreten. Dabei entstehen neben der bereits angesprochenen Immunsuppression im Gewebe selbst häufig auch die Vorstufen des multizentrisch auftretenden Lymphosarkoms (s. 4.6).

4.1.1.2 Bakterielle Infektionen

Folgende Bakterien können bei den Fleischfressern z. T. primär, z. T. nach Schwächung der lokalen Abwehr Bronchitiden und/oder Pneumonien verursachen:

- **Bordetella bronchiseptica,**
- **Klebsiella pneumoniae,**
- **Chlamydia psittaci,**
- **Mykoplasmen,**
- **Mycobacterium hominis.**

Bordetella bronchiseptica ist ein wesentlicher ätiologischer Faktor des Zwingerhustenkomplexes beim Hund. Die viral vorgeschädigten Schleimhäute der Atemwege im oberen und tiefen Respirationstrakt werden von den Bakterien besiedelt, woraufhin die zunächst katarrhalische Entzündung in ein purulentes Stadium übergeht.

Klinisch geht der anfänglich trockene Würgehusten, dessen Ursache in einer akuten Laryngitis zu finden ist, mit der Bakterieninfektion in einen lauten, feuchten, aus den tieferen Atemwegen (Trachea und Bronchien) kommenden Husten über, der im Gegensatz zu dem reinen Virushusten nicht nach wenigen Tagen abflaut. Auch kann das Allgemeinbefinden der Hunde jetzt deutlich gestört sein (subfebrile Temperaturen, Inappetenz, Bewegungsunlust, rasche Ermüdung).

Therapeutisch ist die Gabe von Antibiotika oder Sulfonamiden erforderlich. Bewährt haben sich Sulfadimidin, Sulfonamid/Trimethoprim-Kombinationen und Oxytetracyclin. Gleichzeitig sollten Sekretolytika und Broncholytika zur besseren Mobilisierung der Sekrete eingesetzt werden. Durch Bordetellen komplizierte Formen des Zwingerhustens dauern bis zu ihrer völligen Ausheilung meist drei bis vier Wochen. Die Prognose ist jedoch gut. Bordetellen können außer beim Zwingerhusten auch bei anderen Infektionen und Tierarten (z. B. Staupe, Katzenschnupfen, FeLV- und FIV-Infektion, Aspirationspneumonien) zu einer bakteriellen Superinfektion führen.

Klebsiella pneumoniae ist ein weitverbreiteter Keim der Enterobacteriaceae, der bei einer lokalen oder systemischen Resistenzminderung des Organismus oder bei einer einseitigen Selektion durch eine vorangegangene Antibiotikatherapie (hoher Resistenzgrad) in Organsysteme eindringen kann und dort zu schweren Entzündungen führt (Abb. 14). Beim Hund (sehr selten bei der Katze) werden neben Harnwegsinfektionen hauptsächlich Pneumonien ausgelöst. Die Patienten zeigen neben Husten meist über längere Zeit unspezifische Krankheitssymptome wie Leistungsschwäche, Kurzatmigkeit, Inappetenz und leicht erhöhte Körper-

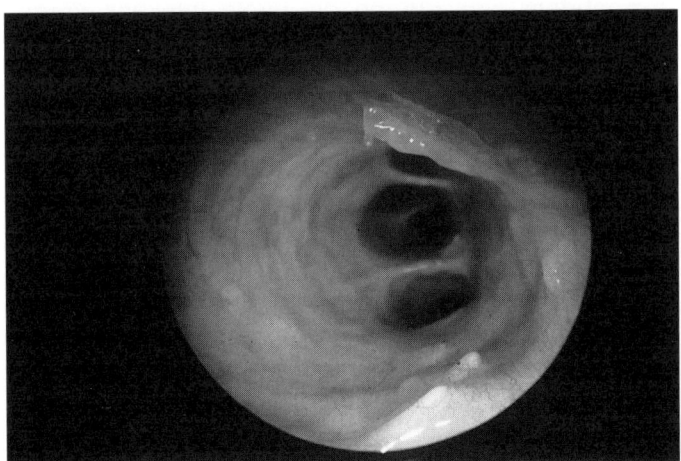

Abb. 14. Bronchitis bei einem Hund (Labrador, weiblich, 1 Jahr) durch *Klebsiella pneumoniae*. Die Schleimhaut ist fleckig gerötet; nur wenig, aber hochvisköses Sekret ist vorhanden.

temperatur. Eine Antibiose führt oft zu keiner Besserung. Auskultatorisch ist über weiten Lungenbereichen ein verschärftes bronchovesikuläres Atemgeräusch zu hören. Röntgenaufnahmen zeigen eine interstitielle und peribronchiale Verdichtung der Lungenstrukturen. Die Bronchoskopie zeigt deutlich gerötete, aber meist relativ trocken erscheinende Bronchialschleimhäute; sichtbares Sekret beschränkt sich auf wenige hochvisköse Schleimtropfen. Die Diagnose kann nur mittels Sekretgewinnung aus den tiefen Bronchialbereichen und mikrobielle Anzüchtung gestellt werden. Auf ein Antibiogramm darf auf keinen Fall verzichtet werden, da die Klebsiellen nur noch durch wenige Antibiotika zu beeinflussen sind. Diese müssen dann in ausreichend hoher Dosierung mindestens 10 bis 14 Tage verabreicht werden. Als unterstützende Therapie ist die Förderung der Sekretolyse und Mukolyse, z. B. mit Bromhexin und Acetylcystein, dringend anzuraten. Broncholytika können je nach individueller Notwendigkeit eingesetzt werden.

Chlamydia psittaci spielt vor allem als Co-Faktor bei der Genese des Katzenschnupfens eine gewisse Rolle. Die Keime besiedeln vornehmlich die Epithelien des gesamten Respirationstraktes, insbesondere nachdem diese durch die virale Infektion vorgeschädigt wurden. Sie führen damit zu einem schwereren, verzögerten Verlauf der Erkrankung, da die körpereigenen Abwehrmechanismen durch die intrazelluläre Lokalisation der Organismen diese oft nicht vollständig eliminieren können. Neben den typischen Symptomen des Katzenschnupfens in den oberen Atemwegen lösen die Chlamydien vorwiegend Reiz- und Entzündungserscheinungen in der Trachea und den Bronchien aus, die sich durch anhaltenden, matten, leicht feuchten Husten darstellen. Röntgenologisch, bronchoskopisch und in der Sekretuntersuchung werden nur unspezifische Entzündungzeichen gefunden. Auch die üblichen Kulturverfahren der Bakteriologie erfassen die intrazellulären Keime nicht. Sie müssen vielmehr in einer Gewebekultur oder im Versuchstier eigens angezüchtet werden. In infizierten Zellen können sie auch mikroskopisch nachgewiesen werden (spezielle Fixierung und Färbung notwendig; in für die Zytologie üblichen Färbungen nicht erkennbar!).

Zur Therapie eignen sich alle Tetrazykline, beim Hund werden bevorzugt Oxytetracyclin und Doxycyclin, bei der Katze wird auch Vibramycin®-Sirup per os eingesetzt. Da Tetrazykline bei noch wachsenden Tieren in die Knochensubstanz und den Zahnschmelz (Gelbfärbung) eingelagert werden, ist ihr Einsatz bei Jungtieren nach Nutzen und Risiko abzuwägen.

Mykoplasmen sind ubiquitär vorkommende Keime, die vorwiegend als apathogene Schleimhautbewohner auftreten. Viele Arten können jedoch als Sekundärerreger Bedeutung erlangen. Ein gewisser Tropismus der Mykoplasmen zu den Zellen des Respirationstraktes ist über die Speziesgrenzen der Wirtsorganismen hinweg zu erkennen. Bei den Fleischfressern spielen sie vornehmlich als Sekundärerreger beim Zwingerhusten des Hundes eine größere Rolle. Dabei kommen sie meist im Verein mit Parainfluenzaviren und *Bordetella bronchiseptica* vor, so daß sich das klinische Bild unspezifisch für die einzelnen Erreger gestaltet. Der direkte diagnostische Nachweis von Mykoplasmen ist aufgrund der sehr schwierigen Anzüchtung ausgesprochen schwierig und lohnt ob des relativ harmlosen Verlaufs des Zwingerhustens oft nicht den Aufwand. Da auch die Resistenzlage der Mykoplasmen gegenüber den üblicherweise eingesetzten Antibiotika sehr unterschiedlich ist, kann bei der Therapie des Zwingerhustens keine direkte Einflußnahme auf diese Keime erwartet werden. Doch ist davon auszugehen, daß diese fakultativ pathogenen Keime nach Regeneration des Epithels wieder zur Apathogenität übergehen.

Mykobakterien, die Erreger der Tuberkulose, stellen heute bei Hund und Katze nur dort ein Problem dar, wo diese Keime durch sehr engen Kontakt von Menschen aus dem Umfeld auf die Haustiere übertragen werden. Dabei kann sowohl die alimentäre Tbc-Form durch orale Aufnahme von Sputum, aber auch die respiratorische Form durch Tröpfcheninfektion auftreten. Häufig zeigen die vorgestellten Tiere selbst keine Symptomatik, bisweilen ist jedoch auch Husten der Grund für die Vorstellung des Hundes oder der Katze.

Aus dem Vorbericht ist der Kontakt zu Personen mit (offener) Tuberkulose meist leicht zu eruieren. Die klinische Untersuchung kann verschärfte Atemgeräusche offenbaren, dies ist jedoch kein spezifisches oder konstantes Merkmal. Röntgenaufnahmen können bei tatsächlichen Tuberkulosefällen manchmal die typischen kavernösen Verschattungen aufweisen. Eine Bronchoskopie und die Sekretentnahme und -verarbeitung muß mit erhöhten Sicherheitsmaßnahmen für den Untersucher und sein Personal durchgeführt werden. Makroskopisch können bei der Bronchoskopie in einzelnen Fällen granulomatöse Schleimhautveränderungen in den Bronchien gesehen werden. Diese können biopsiert und histologisch untersucht werden. Für die Diagnose sollte sowohl Spül(Sekret)material speziell zur mikroskopischen Untersuchung (Ziehl-Neelsen-Färbung) als auch zur Anzüchtung an ein spezialisiertes Labor geschickt werden. Da die Anzüchtung zwischen drei und acht Wochen dauert, ist u. U. erst nach dieser Zeit mit einer definitiven Diagnose zu rechnen. Bis zum Erhalt sollte das verdächtige Tier als infektiös betrachtet und einer entsprechenden Quarantäne unterstellt werden. Eine Therapie ist prinzipiell entsprechend den Gegebenheiten beim Menschen möglich, doch ist im Sinne der schwerwiegenden Folgen einer Tuberkuloseinfektion das Haustier als potentielle (Wieder-)Ansteckungsquelle zu sehen. Die Risiken einer Behandlung für die Kontaktpersonen müssen deshalb mit dem Besitzer eingehend besprochen werden.

Neben den spezifischen bakteriellen Infektionen können auch weitere Keime (z. B. *Staphylococcus* spp., *Streptococcus* spp., *E. coli*, andere Enterobakterien, *Pseudomonas aeruginosa*, *Corynebakterien*, *Proteus vulgaris*), wie bereits bei den Erkrankungen der Trachea beschrieben, zu Sekundärinfektionen der tiefen Atemwege führen. Die Diagnostik (Anzüchtung aus Sekretproben) und die Therapie (nach Antibiogramm) sind entsprechend den dortigen Ausführungen durchzuführen.

4.1.1.3 Mykotische Infektionen

Infektionen der Lunge und der tiefen Atemwege mit Pilzen sind in Mitteleuropa sehr selten, während sie z. B. landstrichweise in den USA relativ häufig vorkommen.

Lungenpathogene Pilzarten gehören den **Schimmelpilzen** (z. B. *Aspergillus* spp.: Hund nasale Infektionen, Katze gelegentlich Pneumonien) und **Hefen und hefeähnlichen Pilzen** (z. B. *Candida, Cryptococcus, Histoplasma, Blastomyces*) an. Die Infektionen greifen meist nur in Fällen, in denen das Lungengewebe durch andere Grunderkrankungen (z. B. Tumoren) vorgeschädigt und/oder die physiologische Immunabwehr des Tieres gestört ist. Die Aufnahme der Pilzsporen erfolgt aerogen. Damit verursachen Pilzinfektionen vornehmlich in der kaudalen Lunge alveoläre Pneumonien, die den Gasaustausch erheblich beeinträchtigen. Deshalb zeigen die Patienten ein deutlich gestörtes Allgemeinbefinden mit Fieber, Inappetenz, Schwäche sowie als respiratorische Symptomatik trockenen Husten, erhöhte Atemfrequenz und Dyspnoe unterschiedlichen Grades.

Die Diagnose muß über den Nachweis der Keime aus Bronchiallavagen erfolgen. Röntgenaufnahmen zeigen Zeichen einer alveolären Pneumonie vor allem in den Kaudallappen der Lunge, sind jedoch nicht diagnostisch. Das makroskopische Bild der Bronchien in der Endoskopie ist unspezifisch und zeigt Rötung sowie relativ wenig Sekretion. In diesen Fällen ist es deshalb besonders wichtig, neben der bakteriellen auch eine mykologische Kultur anzusetzen. Neben der Pilzkultur dient auch die zytologische Untersuchung (Abb. 15) mit dem direkten mikroskopischen Nachweis von Pilzsporen, Myzelien und Hyphen im Sekret der Bronchien (auch intrazellulär in Makrophagen!) der Diagnosefindung. Die Therapie wird mit folgenden Medikamenten durchgeführt:

- Ketoconazol (Nizoral®),
- Flucytosin = Fluorocytosin (Ancotil®),
- Amphotericin B (Amphomoronal®) zur langsamen i. v. Infusion in 1%iger Lösung alle 2 – 3 Tage; in Kombination mit Flucytosin (s. o.) kann die Amphotericin-Dosis auf 0,5 mg/kg begrenzt werden (Nierentoxizität!).

Da häufig prädisponierende Immundefizite der Pilzerkrankung zugrunde liegen und die Therapie mit erheblichen Nebenwirkungen verbunden ist, ist die Prognose vorsichtig zu stellen.

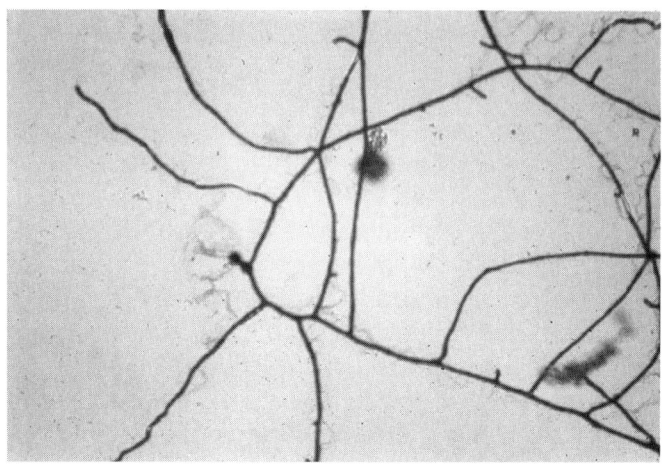

Abb. 15. Zytologischer Ausstrich von bronchoalveolärer Lavageflüssigkeit bei einer Katze mit mykotischer Pneumonie. Verzweigte Pilzmyzelien sind in der Übersichtsvergrößerung (100×) zu erkennen. Färbung Wright.

4.1.1.4 Parasitäre Infestationen

Parasiten, die Veränderungen in den Atemwegen oder der Lunge von Hund und/oder Katze hervorrufen, sind:

- *Toxocara canis* (Hund) – Wanderlarven,
- *Toxocara cati* (Katze) – Wanderlarven,
- *Capillaria aerophila* (Hauptwirt Fuchs, gelegentlich Hund und Katze) – 1. Larvenstadium infektiös,
- *Filaroides osleri* (Hund) – Entwicklung direkt oder über Landschnecken,
- *Filaroides milksi*, *F. hirthi* (Hund und Katze), direkte Übertragung,
- *Crenosoma vulpis* (Hauptwirt Fuchs, selten Hund und Katze), Zwischenwirte Nackt- und Gehäuseschnecken,
- *Aelurostrongylus abstrusus* (Katze), Zwischenwirte Nackt- und Gehäuseschnecken,
- *Angiostrongylus vasorum* (Hund, Fuchs), Zwischenwirte Schnecken.

Daneben siedelt folgender Parasit im rechten Herzen und in der Arteria pulmonalis mit den entsprechenden Auswirkungen auf den Lungenkreislauf:

• *Dirofilaria immitis*, Zwischenwirte Stechmücken (*Culex, Aedes, Anopheles*).

Die beiden letztgenannten Parasiten werden von in den Urlaub mitgenommenen Hunden aus Südwestfrankreich bzw. Südeuropa, Amerika und anderen subtropischen und tropischen Ländern nach Mitteleuropa mitgebracht. Obwohl die Zahl der aufgeführten Parasiten, die Veränderungen im Respirationstrakt von Hund und Katze hervorrufen können, relativ groß ist, kommen Infestationen mit klinischer Symptomatik verhältnismäßig selten vor. Ausgenommen davon sind die Infektionen annähernd aller Junghunde und -katzen mit Askariden, wobei durch die Wanderlarven in der Lunge je nach Zahl der Parasiten pro Tier von inapparenten Veränderungen bis hin zu akuten Bronchopneumonien (primär allergisch, oft bakteriell superinfiziert) alle Stadien vorkommen können. Im Überblick nun hier die Symptomatik bei den einzelnen Parasitosen:

Askariden: Nach pränataler und galaktogener Infektion der Welpen erreichen die Wanderlarven über die Leber und die Blutbahn die Lunge, durchbohren die Bronchialwände und wandern über die Trachea wieder in den Darm. Dabei setzen sie im Lungengewebe und in den Bronchien entzündliche Veränderungen, die mit beginnender Immunkompetenz der Welpen (ca. ab der 6. Lebenswoche) allergische Natur annehmen, d. h. mit einer massiven Eosinophilie im Gewebe einhergehen. Ältere Tiere haben aufgrund ihrer besseren Immunreaktion nur mehr wenige Lungenwanderlarven, und diese verlassen die Lunge rasch über die Pleurahöhle und das Kapillarsystem der Lungenarterien. Die Diagnose wird über den Nachweis der Wurmeier im Kot (Flotation) sowie von Larven im Tracheobronchialsekret gestellt. Zur Therapie werden bei Jungtieren Piperazin-Präparate, bei älteren Tieren auch Fenbendazol, Mebendazol sowie Pyrantelpamoat eingesetzt.

Capillarien: Der Befall kommt selten vor. Betroffene Tiere zeigen Tracheitis und Bronchitis mit Husten und Nasenausfluß. Die Diagnose wird durch Nachweis der Wurmeier im Kot (Flotation) gestellt. Therapeutisch findet vor allen Dingen Levamisol (Citarin-L®) Verwendung.

Filaroides osleri: Die Würmer führen im Bereich der Bifurcatio tracheae sowie der Stammbronchien zur Bildung von bis zu erbsengroßen, breit-kissenartig auf der Schleimhaut aufsitzenden Granulomen, die die Parasiten enthalten (Abb. 16). Diese verursachen Husten und durch Verlegung des Lumens auch Atemnot. Die Diagnose stützt sich auf Röntgenaufnahmen (Verschattungen im Bereich der Bifurcatio tracheae), den Nachweis der typischen Veränderungen in Trachea und Stammbronchien mittels Endoskopie sowie den Nachweis der Larven aus dem Kot sowie Tracheobronchialsekret (Anreicherung nach Baermann-Wetzel). Als Therapeutikum findet Levamisol Anwendung.

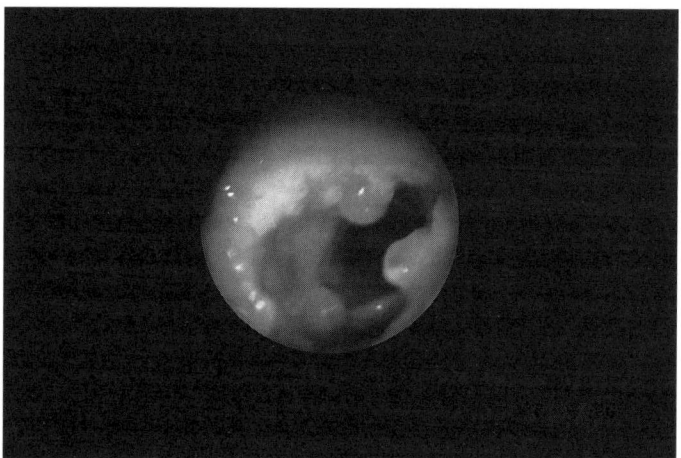

Abb. 16. Granulomatöse Tracheobronchitis bei einem Hund (Cockerspaniel, weiblich, 3 Jahre) durch den Parasiten *Filaroides osleri*. Die Wurmknoten sind bis erbsengroß und ausschließlich in der Trachea kurz vor der Bifurkation sowie in den Stammbronchien lokalisiert. Die histologische Untersuchung von Gewebeproben sowie der Larvennachweis aus Tracheobronchialsekret oder Faeces sichern die Diagnose.

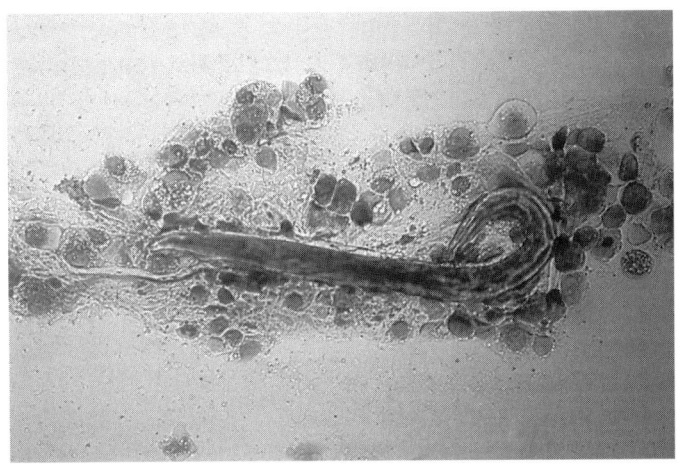

Abb. 17. Zytologischer Ausstrich von bronchoalveolärer Lavageflüssigkeit von einer Katze (männlich-kastriert, 1 Jahr) mit eosinophiler Bronchitis: Inmitten von Epithel- und Entzündungszellen liegt eine Larve des Parasiten *Aelurostrongylus abstrusus* (Färbung Wright, 200×).

Filaroides milksi und **F. hirthi:** Sie kommen nur sehr selten in Mitteleuropa vor; die Würmer parasitieren in den Alveolen und Bronchiolen und rufen schwere Bronchopneumonien hervor. Die Diagnose erfolgt über den Larvennachweis aus Kot und Bronchialsekret (Baermann-Wetzel-Verfahren). Therapiert wird der Befall mit Albendazol (Valbazen®) über 5 Tage.
Crenosoma vulpis: Befall von Hund und Katze ist sehr selten. Der Parasit verursacht chronische Tracheobronchitis mit Atembeschwerden. Die Diagnose erfolgt durch Nachweis der Larven im Kot (Baermann-Wetzel-Verfahren). Therapeutika der Wahl sind Levamisol sowie Diethylcarbamazin.
Aelurostrongylus abstrusus (Katze): In manchen Gebieten (Südwestfrankreich, USA) kommen diese Parasiten endemisch vor, dann können bis zu 90% der Freiläuferkatzen infiziert sein. Die Würmer besiedeln die Alveolen und Bronchiolen und können zu einer ausgeprägten Bronchopneumonie mit Husten, Niesen und Nasenausfluß, erhöhter Atemfrequenz und schlechtem Allgemeinbefinden führen. Die Infektion kann aber auch inapparent

verlaufen. Die Diagnose wird über den Larvennachweis aus Kot und Bronchialsekret (Baermann-Wetzel-Verfahren) gestellt (Abb. 17), Röntgenaufnahmen können über den Nachweis einer alveolären Pneumonie sowie bronchovaskulärer Verdichtungen hilfreich sein. Levamisol gilt als Mittel der Wahl. Auch Fenbendazol kann angewandt werden.

Angiostrongylus vasorum (Hund): Hauptvorkommen Südwestfrankreich. Die Würmer parasitieren im rechten Herzen, in der Arteria pulmonalis sowie im Bereich der Lungenkapillaren und der Alveolen und führen zu einer interstitiellen Pneumonie sowie Thromben in den Lungenarterien. Die Diagnose erfolgt durch Larvennachweis im Kot (Baermann-Wetzel-Verfahren). Zur Therapie wird Levamisol eingesetzt.

Dirofilaria immitis (Hund, selten Katze): Der Herzwurm ist hauptsächlich in den USA endemisch, kommt jedoch auch in anderen subtropischen bis tropischen Gebieten vor, in denen die übertragenden Stechmücken heimisch sind. Klinisch imponiert eine Thrombosierung der Pulmonalarterie, eine Dilatation des rechten Herzens und pulmonaler Hochdruck, was sich in Husten, Dyspnoe, Leistungsschwäche sowie Ödembildungen in vielen Organen bemerkbar macht. Die Diagnose wird über den mikroskopischen Nachweis der Mikrofilarien aus peripherem Kapillarblut und Antikörpertiterbestimmungen aus dem Serum gestellt. Die Therapie wird mit Arsenverbindungen (Thiacetarsamid) zur Abtötung der adulten Parasiten sowie verschiedenen Präparaten (z. B. Ivermectin, Levamisol, Diethylcarbamazin) zur Elimination der Mikrofilarien durchgeführt. Da unter der Therapie gravierende allergische Reaktionen auftreten können, sind entsprechende Vorsichtsmaßnahmen zu treffen. Die Einzelheiten sind der einschlägigen Literatur zu entnehmen.

4.1.2 Aspirationspneumonie

Als Aspirationspneumonie werden die Veränderungen angesprochen, die durch die Einatmung von Fremdmaterial in die Lunge ausgelöst werden. Bei den aspirierten Materialien handelt es sich meist um Futter, Wasser, Medikamente oder diagnostische Medien (z. B. Kontrastmittel). Dabei muß der physiologisch wirksame Schutzmechanismus am Kehlkopf (Glottisschluß) entweder durch pathologische Vorgänge (Megaösophagus oder andere Ösophagusfunktionsstörungen, Gaumenspalten, nach Laryngoplastik, bei neurologischen Störungen mit Beteiligung des Schluckreflexes oder Bewußtseinstrübung), iatrogen durch Sedation und Narkose oder durch die erzwungene Applikation von Futter oder Medikamenten (Lösungen, Suspensionen, Mineralöle etc.) umgangen werden.

Die Aspiration führt in den Bronchien und im Lungengewebe zu respiratorischen Symptomen, die je nach Art des eingeatmeten Materials durch eine direkte Verlegung von kleinen Atemwegen durch Futterpartikel, eine starke Entzündung ausgelöst durch Magensäure oder andere chemisch wirksame Inhaltsstoffe, eine direkte Schädigung des respiratorischen Epithels, Auslösung von Bronchospasmen und nicht zuletzt in vielen Fällen durch eine hochgradige bakterielle Pneumonie mit einer gemischten Keimpopulation verursacht werden. Eine hochgradige Entzündung und Ödematisierung der respiratorischen Schleimhäute stehen im Vordergrund, daneben können auch Blutungen und Nekrosen auftreten. Die klinische Symptomatik kann durch eine akut einsetzende erschwerte Atmung mit Polypnoe und insbesondere vertiefter Inspirationsphase erkennbar werden. Vor Auftreten der Dyspnoe kann auch eine kurze, aber heftige Hustenphase liegen. Bei schwerem Verlauf sind auch Fieber und Schocksymptome möglich. Andererseits können bei einem mehr chronischen Verlauf rezidivierende bakterielle Pneumonien das klinische Erscheinungsbild prägen. Die Diagnose erhält neben dem plötzlichen und mit heftigen Symptomen einhergehendem Auftreten durch die klinische Untersuchung der Lunge ihre ersten Hinweise: Rasselgeräusche vornehmlich über den ventralen Lungenfeldern, bisweilen auch Giem- und Pfeifgeräusche oder verschärft bronchiale Atemgeräusche über verdichteten Bezirken werden gefunden. Röntgenaufnahmen bestätigen die Verdachtsdiagnose durch eine deutlich verstärkte bronchoalveoläre Zeichnung, die wiederum vornehmlich die ventralen Lungenbereiche betrifft. Auch konsolidierte Bezirke sind (vor allem bei länger bestehenden Fällen) häufig zu finden. Die Aspiration von Paraffinöl äußert sich meist in nodulär-interstitiellen Verschattungen über weiten Teilen der Lunge. Die röntgenologischen Veränderungen können in allen Fällen mit einer Verzögerung von ca. 24 Stunden nach dem Ereignis der Aspiration auftreten. Ist keine iatrogene Ursache für die Aspiration gegeben, wie nach der erzwungenen Eingabe von Futter oder Medikamenten oder Vomitus/Regurgitation während einer Sedation oder Narkose, so ist nach Stabilisierung des Patienten forciert die Ursache abzuklären (Ösophagusdiagnostik mittels Röntgen und/oder Endoskopie, neurologische und neuromuskuläre Untersuchung mit besonderer Berücksichtigung des Schluckreflexes, nicht zuletzt eine gründliche Untersuchung der Maulhöhle und des Pharynx). Dies ist vor allem deshalb wichtig, weil die Aspirationspneumonie als sekundäres Ereignis nur dann eine günstige Prognose hat, wenn die Ursache identifiziert und abgestellt werden kann.

Die Therapie richtet sich bei Aspirationen mit akuter Dyspnoe nach den Richtlinien für die Stabilisierung und Beatmung von atemwegskompromitierten Patienten. Vorrangig ist die Applikation von Sauerstoff über Narkosegerät, Maske oder Insufflation. Auf eine ausreichende Befeuchtung des Gases muß geachtet werden. Weiters wird der vorliegenden Schocksituation initial mit kurzwirksamen Glukokortikoiden in hohen Dosen (z. B. Prednisolon, 10 mg/kg Körpermasse i. v.) und mit intravenösen Flüssigkeitsgaben entgegengewirkt. Anfänglich höhere Mengen von Elektrolytlösungen müssen jedoch reduziert werden, wenn die Gefahr der Bildung eines Lungenödems besteht. Absaugen von aspiriertem Material ist nur dann angezeigt, wenn dieses sich noch in den oberen Atemwegen befindet. Dabei sollten ausschließlich niedrige Drücke intermittierend angewendet werden und nach jedem Saugzyklus mehrere Atemzüge lang mit positivem Druck (Narkosegerät oder Ambubeutel) beatmet werden, um den Kollaps von Lungengewebe zu minimieren. Werden größere Partikel in den tiefen Atemwegen vermutet, sollte in Narkose mittels einer Bronchoskopie so viel von dem Material wie möglich entfernt werden.

Bronchodilatatoren können den reflektorischen Bronchospasmen entgegenwirken und sollten auch in der Folge weitergegeben werden, um die Clearance des entzündlichen Materials zu fördern. Da die meisten aspirierten Materialien mit Bakterien kontaminiert sind, entsteht im Gefolge einer Aspiration fast immer eine mehr oder weniger fulminante bakterielle Pneumonie. Falls eine Bronchoskopie durchgeführt wird, muß unabdingbar Sekret aus den betroffenen Lungenbereichen für bakterielle Kulturmaßnahmen (u. U. auch Anaerobierkultur!) gewonnen werden. Ansonsten ist unter Berücksichtigung des zu erwartenden Keimspektrums ein Breitspektrumantibiotikum oder die Kombination entsprechender Antibiotika in hoher Dosis zu verabreichen. Die Gabe sollte mindestens über 14 Tage fortgesetzt werden. Trotz Antibiose oder bei über längere Zeit unerkannten Fällen sind Abszeß- und Granulombildungen im Lungenparenchym sowie die Atelektase von Lungenlappen leider keine Seltenheit. Aus diesem Grund sind Kontrollröntgenaufnahmen auch nach Ausheilung der initialen Pneumonie zur Erkennung von Folgeveränderungen erforderlich. Die Aspiration von Kontrastmittel (Bariumsulfat) und Paraffinöl führt in der Regel nur zu einer leichten Entzündung, die nicht in jedem Fall einer Behandlung bedarf.

Die Prognose der Aspirationspneumonie richtet sich nach dem aspirierten Material, den prädisponierenden Faktoren und dem Verlauf der Erkrankung und kann damit das Spektrum von sehr gut bis infaust umfassen. Richtlinien zur Vermeidung von Aspirationen bei Narkosepatienten müssen deshalb unbedingt beachtet werden. Bei Tieren mit Megaösophagus oder Larynxplastik kann prophylaktisch die Fütterung von suppigem Futter in Kopfhöhe zur Vermeidung weiterer Aspirationen versucht werden. Bei Hunden und Katzen mit neurologischen Ausfällen sind die Möglichkeiten der Prophylaxe im wesentlichen von der Therapiefähigkeit der Primärerkrankung abhängig.

4.1.3 Chronische Bronchitis

Der Begriff Bronchitis bezeichnet jede entzündliche Veränderung an den Bronchien und dem respiratorischen Epithel der tiefen

Atemwege, unabhängig von der Ätiologie. Es handelt sich also nicht um ein spezifisches Erkrankungsbild, sondern bringt die eingeschränkte Reaktionsmöglichkeit der Atemwege zum Ausdruck, auf multiple Noxen zu reagieren. Die Folgeerscheinungen sind deshalb relativ uniform in ihrem Aussehen und variieren nur in ihrem Ausprägungsgrad.

Die chronische Bronchitis unterscheidet sich definitionsgemäß von der akuten Bronchitis durch die Dauer und die Irreversibilität der an den respiratorischen Epithelien und im Lungenparenchym gesetzten Veränderungen. Diese sind histologisch gekennzeichnet durch die Hyperplasie und Hypertrophie von Becherzellen mit vermehrter Schleimproduktion, wobei der Mukus in der Regel eine Konsistenzänderung hin zu mehr viskösen Sekreten erfährt. Das respiratorische Epithel weist weiterhin hyperplastische und degenerative Veränderungen an der Oberfläche (Zilienverlust, Ulzera, polypoide Verdickungen) und eine gemischte, bei Allergien und Parasiteninfestationen auch eosinophile Zellinfiltration in der Lamina propria auf, die zu einer Verdickung der Bronchialwände bei gleichzeitigem Verschluß der kleinen Atemwege durch Sekrete führen. Als Folge wird die muköziliäre Clearance deutlich beeinträchtigt. Bakterielle Infektionen der Schleimhaut, insbesondere mit *Bordetella bronchiseptica*, werden begünstigt. Als Endstadium entstehen aus der chronischen Bronchitis obstruktive Lungenerkrankungen, die mit Bronchialkollaps, Emphysembildung, sekundärer Fibrose und abnormer Verteilung der Ventilation und Perfusion der Alveolen einhergehen.

Von einer chronischen Bronchitis kann jeder Hund oder jede Katze betroffen sein, doch sind häufig bei den Hunden kleinere Rassen und hier ältere Hunde prädisponiert. Klinisch findet sich ein trockener bis produktiver Husten, der mindestens zwei aufeinanderfolgende Monate im vergangenen Jahr aufgetreten und für den keine spezifische pulmonale Ursache erkennbar ist.

Als initiale ätiologische Faktoren kommen Infektionen mit Viren, Bakterien und Parasiten, allergische Reaktionen, chemische oder physikalische Irritationen der Schleimhäute (Rauch, Umweltverschmutzung, zu trockene Luft etc.) oder aspirierte Fremdkörper in Frage. Auch gleichzeitig vorliegende Erkrankungen wie Tra-

chealkollaps oder Linksherzinsuffizienz können die Symptome
mitverursachen oder aggravieren. Das Allgemeinbefinden der
Tiere ist meist nicht gestört, und erst bei fortgeschrittenen Fällen
kommt es zu einer Leistungsminderung oder Symptomen einer
Dyspnoe.
Die Diagnose „chronische Bronchitis" sollte symptomatisch ver-
standen und erst ausgesprochen werden, wenn die definierenden
Voraussetzungen bei dem jeweiligen Patienten gegeben sind. Dazu gehört die differentialdiagnostische Abklärung der oben genannten Ursachen. Die Diagnose „Bronchitis" wird damit zu einer diagnostischen Herausforderung bei jedem einzelnen Patienten.
Röntgenaufnahmen zeigen meist ein bronchiales Muster, in fortgeschrittenen Fällen sind aber auch interstitielle und alveoläre
Verschattungen zu beobachten. Aufgrund des air trappings in den
kleinen Bronchiolen und Randemphysembildung zeigen sich oft
vermehrt aufgehellte Randbereiche der Lunge und bisweilen eine
abgeflachte Zwerchfellkuppel. Bei der Bronchoskopie fallen die
entzündlich geröteten und verdickten Schleimhäute ins Auge, die
Eingänge in die kleinen Bronchien sind oft verengt, ein dynami-
scher Atemwegskollaps kann in der Exspirationsphase erkennbar
sein; Bronchiektasien können auftreten, und schleimig-visköses
Sekret ist meist in reichen Mengen vorhanden. Die Sekretproben
(nativ aspiriert oder als bronchoalveoläre Lavage gewonnen) werden in mikrobiologischen Kulturen auf infektiöse Erreger untersucht und dienen in der Zytologie der näheren ätiologischen Einordnung des entzündlichen Geschehens. Aufgrund der vielfälti-
gen ätiologischen Möglichkeiten variiert das zytologische Bild
naturgemäß sehr stark, so daß hier keine einheitlichen und zu ver-
allgemeinernden Angaben gemacht werden können. Bezüglich
der Beurteilung der Zytologie wird auf die Ausführungen in
Kapitel 1. verwiesen.
Wie die Diagnostik ist auch die Therapie der jeweiligen ätiologischen Ursache entsprechend anzupassen. Insbesondere müssen
infektiöse Auslöser mit den passenden Medikamenten behandelt
werden, um weitere Schadwirkungen für die respiratorischen
Schleimhäute zu verhindern. Auch Parasiten und allergische Ur-

sachen müssen aggressiv verfolgt und möglichst eliminiert werden. Ist, wie dies leider oft der Fall ist, keine eindeutige Krankheitsursache zu ermitteln und sind infektiöse Sekundärbesiedelungen ausgeschlossen, so kann mit kurzwirksamen Glukokortikoiden (z. B. Prednisolon, initial 1−2 mg/kg Körpermasse und Tag) und Bronchodilatatoren (s. Tabelle 4) eine Kontrolle der Symptome erreicht werden. Die Glukokortikoide müssen so rasch wie möglich auf die minimal wirksame (Erhaltungs-)Dosis reduziert werden. Auch die Rehydrierung der viskösen Sekrete durch Inhalationen ist von Vorteil. Jede Therapie der chronischen Bronchitis ist aufgrund der Natur der Erkrankung als Langzeitbehandlung zu konzipieren. Gleichzeitig muß die verordnete Medikation in regelmäßigen Abständen überprüft und gegebenenfalls den veränderten Verhältnissen des Patienten angepaßt werden. Auch auf Komplikationen durch andere Erkrankungen muß stets geachtet werden. Dies setzt eine entsprechende Besitzercompliance voraus.

Die Prognose ist in starkem Maße von den letztgenannten Faktoren abhängig, wobei generell zwar keine Heilung, aber eine zufriedenstellende Kontrolle der Symptome für den einzelnen Patienten möglich ist.

4.1.4   Eosinophile Bronchopneumonien

Die eosinophilen Entzündungen sind durch eine vermehrte Ansammlung von eosinophilen Granulozyten im Interstitium, in den Schleimhäuten und den Sekreten der tiefen Atemwege geprägt. Als Ursachen für diesen Entzündungstyp sind hauptsächlich zwei Erkrankungsbilder zu nennen:

* *parasitäre Infektionen*; die Parasiten werden mit einer immunologischen Reaktion bekämpft, deren Natur allergisch ist und in deren Verlauf eosinophile Granulozyten als Effektorzellen fungieren.
* *primär allergische Reaktionen* (Typ I) auf inhalierte Allergene; durch die IgE-vermittelte Mastzelldegranulation werden chemotaktische Stoffe freigesetzt, die u. a. auch zahlreiche Eosinophile ins Gewebe einwandern lassen.

Obwohl den eosinophilen Granulozyten in der Parasitenabwehr primär eine positive Rolle durch die Abtötung und Eliminierung der Würmer zukommt, ist die allergische Reaktion auf inhalierte Proteine anderer Genese als überschießende Abwehrreaktion zu sehen. Dabei setzen vor allen Dingen die basischen Proteine aus den Granula der eosinophilen Granulozyten an den Epithelzellen massive Schäden, wodurch letztendlich erhebliche aseptische Bronchopneumonien entstehen. Da die Entzündung so lange fortbesteht, wie die Parasiten oder Allergene vorhanden sind, ist in der Regel nicht mit einer Spontanheilung zu rechnen.

Das klinische Bild ist bei Hund und Katze geprägt von chronischem, feuchtem Husten, z. T. mit gelb-grünlichem, zähem Auswurf. Bei Katzen können auch Atemnotanfälle mit mittel- bis hochgradiger Dyspnoe (Felines Asthma) die Symptomatik bestimmen. In den meisten Fällen sind die Patienten antibiotisch vorbehandelt, wodurch aber keine Besserung erzielt werden konnte. In fortgeschrittenen Stadien zeigen alle Tiere asthma-ähnliche, keuchende Hustenanfälle, Hunde auch eine ausgeprägte Leistungsinsuffizienz. Das Allgemeinbefinden ist leicht bis mittelgradig gestört, was sich auch in Inappetenz äußert.

Diagnostisch finden sich folgende Veränderungen: Röntgenaufnahmen zeigen variierende Veränderungen in Form von geringgradigen streifig-interstitiellen Verdichtungen, peribronchialer und bronchialer Zeichnung bis hin zu wolkig-diffusen Verschattungen in größeren Lungenbereichen. Blutuntersuchungen können in Einzelfällen eine deutliche Eosinophilie ergeben, dieses Merkmal ist jedoch kein konstantes Symptom. Die Bronchoskopie zeigt in allen einsehbaren Atemwegen deutliche entzündliche Veränderungen in Form von Rötungen und vermehrter Gefäßinjektion, vereinzelt auch leichte Schleimhautödeme, daneben aber vor allem beim Hund große Mengen eines gelb-grünen, hochviskösen, eitrig wirkenden Sekrets, das einzelne Bronchien obturieren kann. Bei der Katze zeigt die Sekretion meist mehr schleimigen als eitrigen Charakter, ist jedoch ebenfalls recht zäh. Aus Spül- und Sekretproben können trotz des eitrigen Aussehens meist keine Keime angezüchtet werden. Im zytologischen Bild herrschen eosinophile Granulozyten stark vor (physiologisch im TBS/BAl: <5%, hier oft 50 bis 90% der Gesamtzellpopulation), daneben werden wenige neutrophile Granulozyten und vornehmlich degenerierte Epithelzellen gefunden. Makrophagen kommen meist nur in geringer Zahl vor. In Fällen, in denen Parasiten die Ursache der Eosinophilie sind (Tiere meist jünger als 1,5 Jahre) können in der Übersichtsvergrößerung häufig die adulten Würmer oder ihre Larven gesehen werden.

Die Eingrenzung der in Frage kommenden Inhalationsallergene kann mit Hilfe eines Intrakutantests mit kommerziellen Allergenlösungen versucht werden, da mit IgE-Antikörpern beladene Mastzellen auch in der Haut gefunden werden (damit sind jedoch praktisch nie Juckreiz oder Hautveränderungen gekoppelt!). Kann das auslösende Allergen auf diesem Weg festgestellt werden, so ist die Elimination des Allergens aus der Umgebung des Tieres die beste Therapie. Doch wird dies nicht immer möglich sein, so daß andere therapeutische Maßnahmen ergriffen werden müssen. In allen Fällen mit einer starken eosinophilen Entzündung in den Atemwegen und den tiefen Bereichen der Lunge ist es notwendig, die Eosinophilie zur Verhinderung weiterer Epithel- und Gewebeschäden zu unterbinden. Dafür werden kurzwirksame Glukokortikoide eingesetzt, z. B. Prednisolon, initial 1−2 mg/kg bis zur klinischen Besserung, danach wird die Dosis wochenweise um die Hälfte reduziert, bis erneut Symptome (Husten) auftreten. Die nächsthöhere Dosis kann dann, falls das Allergen nicht zu eliminieren ist, als Dauertherapie weitergegeben werden. Die Glukokortikoidtherapie sollte erst begonnen werden, wenn die mikrobielle Kultur der Bronchiallavageflüssigkeit negativ verlaufen ist oder aber mit einer Antibiotikumgabe kombiniert werden.

Zur *Sekreto-* und *Mukolyse* können folgende Medikamente eingesetzt werden:

- Bromhexin (Bisolvon®),
- Ambroxol (Mucosolvan®),
- Acetylcystein (z. B. Fluimucil®); bei der Gabe dieses Medikaments ist auf Wechselwirkungen mit einigen gebräuchlichen Antibiotika (Tetrazykline und Cephalosporine) zu achten!
- Guaifenesin (Cejakol®).

Zur *Bronchospasmolyse* sowie zur Unterstützung der mukoziliären Clearance können Beta-2-Sympathomimetika (Broncholytika) oder Xanthinderivate gegeben werden:

- Fenoterol (Berotec®),
- Salbutamol (Sultanol®),
- Terbutalin (Bricanyl®),
- Clenbuterol (Spiropent® mite)[1]),
- Theophyllin (Euphyllin®, Aminophyllin®).

Als ätiologischer Therapieversuch kann auch eine Hyposensibilisierung mit dem/den ermittelten Allergen(en) erfolgen. Sie kommt vor allem dann in Frage, wenn eine Elimination der Allergene nicht möglich ist. Richtlinien zur Handhabung dieser Therapiemaßnahme sind der entsprechenden Literatur zu entnehmen. Neben der symptomatischen Behandlung der eosinophilen Bronchopneumonie ist bei einem Parasitenbefall (s. 4.1.1.4) der jeweilige Parasit direkt mit einem wirksamen Anthelminthikum zu bekämpfen.

Als therapiebegleitende Maßnahme ist v. a. bei Hunden darauf zu achten, daß während der *mehrmonatigen Rekonvaleszenz* keinerlei Leistung erbracht werden darf. Auch bei Besserung des Allgemeinbefindens und der Atemsituation soll ca. ein Monat nur spazieren gegangen und danach die Leistung über zwei bis drei Monate nur langsam gesteigert werden, um einer Überlastung der Lunge vorzubeugen.

Werden die oben genannten therapeutischen Richtlinien eingehalten und durchgeführt, ist jedoch mit einer vollständigen Ausheilung oder, bei nicht möglicher Allergenelimination, mit einer zufriedenstellenden Kontrolle der Symptome der allergischen Lungenerkrankung zu rechnen.

---

[1]) Clenbuterol wird in der Literatur z. T. als Auslöser von Nekrosen des Herzmuskels beim Hund (und bei der Katze) verantwortlich gemacht. Bei der Gabe einer Dosis von 0,8 μg/kg Körpermasse/Tag konnten auch bei einer Daueranwendung bei beiden Spezies durch die Autorin keine Beeinträchtigung der Herzleistung oder klinisch nachweisbare Herzmuskelveränderungen gefunden werden. Hingegen war die Wirksamkeit als zuverlässiger prophylaktischer Bronchodilatator mit geringen klinischen Nebenwirkungen als gut einzustufen.

4.2 Bronchospasmen

Bronchospasmen werden definiert als Verengung der Bronchien durch die Kontraktion der zirkulären Bronchialmuskulatur. Sie werden zum einen als Reflex über eine mechanische, physikalische und chemische Irritation von sensiblen Rezeptoren in der Bronchialschleimhaut (auch sekundär durch Hustenstöße, Schleimhautverdickung infolge entzündlichen Ödems u. ä., kalte Luft, reizende Gase oder Schadstoffpartikel), zum anderen aber auch über die allergisch bedingte, IgE-vermittelte Ausschüttung von Mediatorstoffen (z. B. Histamin, SRS-A, Lipoxine, Prostaglandin D_2, PAF) aus den Mastzellen des Respirationstraktes ausgelöst.

Klinisch können beide Formen in ihrem Schweregrad von ganz leichten Spasmen (meist werden dadurch einzelne Hustenstöße ausgelöst) bis hin zu vollständigem Verschluß einzelner Bronchien mit deutlicher Ausprägung von Atemnot und keuchendem Husten (Asthmaanfall) gehen. Dabei wird die schwere Verlaufsform häufiger bei Katzen als bei Hunden beobachtet. Bei der Auskultation der Lunge fallen die durch die Verengung der größeren Bronchien hervorgerufenen Pfeif- und Giemtöne auf, die allerdings unter Aufregung rasch wieder abklingen können. Auf Röntgenaufnahmen sind, sofern nicht bereits sekundäre Entzündungserscheinungen der Bronchien und ihrer Wandungen vorhanden sind, keine auffälligen Veränderungen zu erkennen. Auch während einer Bronchoskopie ist in der Regel kein Bronchospasmus zu beobachten (Wirkung der Atropinprämedikation und der Narkotika), so daß sich die Diagnose dieses Phänomens nicht ganz einfach gestaltet. Doch kann durch die makroskopische Beurteilung der Schleimhaut und die zytologische Sekretuntersuchung bei allergisch verursachten Bronchospasmen die auslösende Erkrankung näher eingegrenzt werden.

Der akute Bronchospasmus wird neben der intravenösen Gabe von Broncholytika (z. B. Terbutalin oder Theophyllin) auch durch höhere Dosen eines Glukokortikoids (z. B. Prednisolon, 1–4 mg/kg i. v.) in seiner Lösung begünstigt. Die Therapie häufig vorkommender Bronchospasmen zielt jedoch auf die Elimination der auslösenden Ursache (Allergie, chemische und physikalische Reize) und, falls dies nicht möglich ist, auf eine ,,prophylaktische'' Bronchospasmolyse durch Dauermedikation mit Bronchospasmolytika (z. B. Terbutalin, Salbutamol oder Clenbuterol). Bei Allergien, deren Auslöser nicht aus dem Umfeld des Patienten entfernt werden kann, kann auch eine (zusätzliche) niedrigdosierte Dauerbehandlung mit Glukokortikoiden (z. B. Prednisolon, 0,5 – 0,25 mg/kg/Tag per os) hilfreich sein, da hierdurch die IgE-vermittelte Mastzelldegranulation verringert wird.

4.3 Bronchialkollaps

Anders als die Trachea, die in ihrer gesamten Länge von Knorpelspangen gestützt wird, die ihr Lumen im physiologischen Fall offen halten, werden die Bronchien bis hinab zur Größe von Bronchiolen nur durch einzelne Knorpelplatten, die die Wand unter der Schleimhaut unterlagern, stabilisiert. Dennoch funktioniert dieser Mechanismus sehr gut, insbesondere da in den Bronchien auch die Aufzweigungen mit ihrer Septenbildung zur Stabilisierung beitragen. Bronchien und Bronchiolen kollabieren deshalb nur dann, wenn durch ständigen überhöhten Unterdruck in der Pleurahöhle und durch chronische intramurale Entzündungen die Wandstabilität verlorengeht. Dieser Zustand wird in all den Fällen angetroffen, in denen die Inspiration extrem forciert wird, weil

- Stenosen der oberen Atemwege vorliegen;
- über längere Zeit immer wieder Bronchospasmen auftreten;
- die Diffusion der Atemgase in den Alveolen gestört ist;
- ein Trachealkollaps II. bis III. Grades vorhanden ist;
- chronisch entzündliche Veränderungen die Atemwege beeinträchtigen.

Die Klinik des Bronchialkollapses ist geprägt durch Dyspnoe mit deutlich forcierter In- und Exspirationsphase (pumpende Preßatmung), die insbesondere bei jeder Art von Anstrengung und Aufregung einsetzt. Die Auskultation läßt manchmal eine pfeifende bis giemende Atmung über den Bronchialästen erkennen, die klinisch nicht von Bronchospasmen zu unterscheiden ist. Röntgenologisch stellen sich die Bronchien aufgrund einer Wandverdickung deutlicher als beim gesunden Tier dar, doch sind die Veränderungen nicht diagnostisch. Erst die bronchoskopische Untersuchung läßt eindeutig den Kollaps der Bronchialwände (aufgrund der Pathogenese alle Bronchien betreffend) während der Exspirationsphase erkennen. Die Schleimhäute zeigen meist gleichzeitig eine leichte bis mittelgradige Ödematisierung, so daß das Lumen der Atemwege insgesamt deutlich eingeengt ist. Auch die Differenzierung des Bronchialkollapses von Bronchospasmen ist in der Bronchoskopie gut zu treffen, da letztere durch die Narkose und die Atropinprämedikation aufgehoben werden, während der Kollaps voll ausgeprägt bleibt.

Therapeutisch ist nur wenig Einfluß auf den manifesten Bronchialkollaps zu nehmen, da die verlorengegangene Stabilität der Bronchialwand durch Medikamente nicht wieder herzustellen ist. Hilfreich kann für den Patienten allerdings sein, wenn die Schwellung der Schleimhaut durch Gabe von niedrig dosierten Glukokortikoiden (z. B. Prednisolon, 0,25 mg/kg/Tag) vermindert wird. Hohe Dosen sind hingegen kontraindiziert, da hierdurch auf Dauer eine vermehrte Gewebswassereinlagerung in die Zellen stattfindet. Auch auf Diuretika sollte verzichtet werden, da diese die mukoziliäre Clearance stark negativ beeinflussen. Die Anwendung von Theophyllin (Euphyllin®) kann durch die duale Wirkung als schwaches Diuretikum und gleichzeitige Broncholyse die Atmung für den Patienten deutlich erleichtern. Auch der Sekrettransport durch die Flimmerepithelzellen des Respirationstraktes wird durch diesen Wirkstoff positiv beeinflußt.

Trotz der genannten Therapiemöglichkeiten bleibt die Prognose für den Patienten mit Bronchialkollaps ungünstig.

4.4   Bronchialödeme

Die vermehrte Einlagerung von Gewebsflüssigkeit in die Schleimhäute des tiefen Respirationstraktes kann mehrere und voneinander unabhängige Ursachen haben. Dazu zählen insbesondere:

- Stauungserscheinungen im Kleinen Kreislauf (Vorstufe des Lungenödems), z. B. bei Mitralinsuffizienz,
- chronische nichtinfektiöse Entzündungen,
- chronische Zustände mit erhöhtem Unterdruck im Pleuraraum (s. 4.2),
- Einatmung toxischer Gase (Rauchvergiftungen u. ä.),
- Vergiftung mit ANTU (alpha-Naphthylthioharnstoff).

Allen Ursachen gleich ist die als Folge der Ödematisierung und Schwellung der Schleimhaut eintretende Behinderung der Atmung durch starke Einengung des Atemweglumens. Damit ist die Klinik durch Poly- und Dyspnoe (der Grad ist abhängig vom Grad der Ödematisierung) sowie erhebliche Einschränkung der Leistungsfähigkeit gekennzeichnet. Hingegen ist Husten nur als nachgeordnetes Symptom zu finden, ausgelöst durch Reizung von Rezeptoren in der Schleimhaut durch die Flüssigkeitseinlagerung.

Die klinische Untersuchung ergibt bei der Auskultation mäßig feuchte, bronchovesikulär verschärfte und vereinzelt pfeifend-giemende, durch die Verengung der Atemwege entstehende Atemgeräusche.

Die Diagnose kann durch Röntgenaufnahmen verdachtsweise gestellt werden (typische Stauungserscheinung in den Lungengefäßen sowie trambahnschienenähnliche bronchiale Zeichnung). Sind eine Herzerkrankung sowie durch Toxine ausgelöste Zustände durch weiterführende Untersuchungen (Herzsonographie) und die Anamnese ausgeschlossen, sollte eine Bronchoskopie durchgeführt werden, um den Grad der Ödematisierung exakt einschätzen und eine Ursache (Tracheal-, Bronchialkollaps, nichtinfektiöse Entzündungen) mittels Adspektion und Sekretuntersuchung eruieren zu können.

Die Therapie der Bronchialödeme variiert je nach Ätiologie, so sind insbesondere bei Rauchvergiftungen (s. 4.7) spezielle Maßnahmen zu ergreifen. Generell gilt, daß die Flüssigkeitseinlagerung in den Schleimhäuten und im Interstitium der Bronchien mit

- Diuretika, z. B. Furosemid (Lasix®, Dimazon®) und/oder
- Xanthinderivaten, z. B. Theophyllin (Euphyllin®), vermindert werden kann. Auch die Gabe von niedrigen Dosen eines kurzwirksamen

- Glukokortikoids, z. B. Prednisolon, 0,25 − 0,5 mg/kg/Tag, kann zur Abschwellung der Schleimhäute beitragen. Die Prognose des Bronchialödems hängt von der jeweiligen Ursache ab. Während die toxischen Ödeme je nach Toxizitätsgrad und Dosis und Dauer der Exposition individuell beurteilt werden müssen, sind kardial bedingte Ödematisierungen unter Therapie bedingt günstig einzustufen. Im Gegensatz dazu können jedoch Bronchialödeme, die im Zusammenhang mit Kollapserscheinungen der Trachea und der Bronchien stehen sowie mit Dyspnoe mit starker Unterdruckentwicklung im Pleuraraum einhergehen, aufgrund der Irreversibilität der Grunderkrankungen prognostisch nur vorsichtig bis ungünstig beurteilt werden.

4.5   Fremdkörper in den Bronchien

Die Aspiration von Fremdkörpern in die tiefen Atemwege setzt voraus, daß die Materialien klein genug sind, um ins Lumen der Bronchien eingeatmet zu werden. Je kleiner dabei die Partikel, um so weiter können sie in die Tiefe der Bronchien und Bronchiolen eindringen. Deshalb ist sowohl vom diagnostischen als auch vom therapeutischen Standpunkt aus folgende Unterteilung zu treffen:

- Fremdkörper, die makroskopisch erfaßt und genau lokalisiert, und
- Fremdkörper, die nur aus Hinweisen sekundär diagnostiziert werden können (Sekret- oder Blutfluß aus einzelnen Bronchialbereichen; mikroskopischer Nachweis von Fremdmaterial [Pflanzenteile, Zellulose von Papier und Pappe, Haare und Federn u. ä.]). Die exakte Lokalisation/Ausbreitung ist meist nicht genau anzugeben.

Die Natur der Partikel umfaßt das gesamte Spektrum an möglichen Fremdkörpern, die aspiriert werden können (s. 3.3), sofern sie klein genug sind.

Wie in der Trachea steht auch bei der Aspiration von Fremdkörpern in die Bronchien klinisch ein akut einsetzender, heftiger, zuerst trockener, dann jedoch rasch durch Hypersekretion und entzündliche Reize feucht werdender Husten im Vordergrund. Je tiefer das Fremdmaterial in die Bronchien gelangt, um so geringer ist initial die resultierende Atemnot. Bleibt hingegen ein größerer Körper in den Stammbronchien hängen, ist die Dyspnoe entsprechend hochgradig und lebensbedrohend. Während sich spitze Teile oder mit Dornen/Widerhaken bewehrte Pflanzenpartikel in die Schleimhaut der Atemwege einspießen können und dadurch sekundär zu einem raschen Verschluß des Bronchus durch entzündliche Schwellung Anlaß geben (Abb. 18), führen Partikel ohne Oberflächenunregelmäßigkeiten erst in der Folge von entzündlicher Sekretion und Schwellung zu einer Behinderung der Atmung. Es kann jedoch auch davon ausgegangen werden, daß alle Fremdpartikel Bakterien (und Pilze) in die Atemwege verschleppen und so immer eine sekundäre Infektion auslösen.

Die Diagnostik der Fremdkörperaspiration in die Bronchien basiert auf allen zur Verfügung stehenden Methoden. Die Anamnese sowie die klinische Untersuchung des Patienten geben erste Hin-

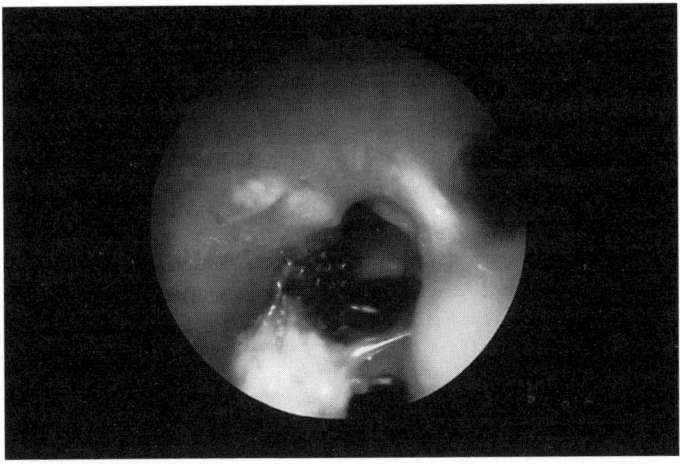

Abb. 18. Entzündliche Schwellung, Rötung und Lymphfollikelbildung der Schleimhaut in einem Bronchus nach Aspiration eines dornenbewehrten Ästchens. Im Vordergrund eitriges Sekret auf dem Fremdkörper. Jagdterrier, männlich, 4 Jahre.

weise. Röntgenaufnahmen (in zwei Ebenen) helfen, größere Fremdkörper in ihrer Lage genauer einzugrenzen. Dabei muß das Fremdmaterial selbst nicht unbedingt schattengebend sein, da auch die lokale Gewebereaktion (wolkig-diffuse Verdichtungen) durchaus aufschlußgebend ist. Als weiterer Schritt wird dann die Durchführung einer Bronchoskopie anstehen. Dabei kann das Tracheal- und Bronchiallumen je nach Größe des Patienten in der Regel bis in Bronchien 6. bis 10. Grades hinein auf die Anwesenheit von Fremdmaterial untersucht werden. Verletzungen der Schleimhaut sowie Sekretstraßen (u. U. auch mit Blutbeimengung) aus einzelnen Bronchialbereichen können auch dort Hinweise auf eine Fremdkörperaspiration geben, wo die Partikel selbst aufgrund ihrer Kleinheit sich der direkten Einsichtnahme entziehen. Gerade in diesen Fällen ist es ausgesprochen wichtig, nicht auf eine Sekretprobenentnahme zu verzichten, da die lichtmikroskopische Untersuchung (bis zu 100fache Vergrößerung) von Nativsekreten oder Sedimenten das Fremdmaterial sichtbar machen kann. Gleichzeitig empfiehlt sich das Anlegen von Bakterien- und Pilzkulturen, um die mikrobielle Besiedlung der geschädigten Schleimhaut besser einschätzen zu können.

Ebenso wie die Diagnostik ist auch das therapeutische Vorgehen von der Art, Größe und Lokalisation des Fremdkörpers abhängig. Größere Partikel können mit Hilfe von Faßzangen oder Fremdkörperkörben u. U. mobilisiert und extrahiert werden. Doch hängt auch hier der Erfolg der Aktion davon ab, daß der Körper nicht in Einzelstücke zerfällt oder sich in die Schleimhaut einspießt und diese stark verletzt. In Einzelfällen wird es notwendig sein, den Fremdkörper mit Hilfe einer Thorakotomie und Lobektomie aus der Lunge zu entfernen. Kleine und kleinste Partikel können auch meist nicht direkt entfernt werden. Ist die Aspiration auf einen kleinen Bronchialanteil beschränkt (singuläre Sekretspur!), kann mit therapeutischen Lavagen (bis 5 ml/kg Körpermasse, fraktioniert) zumindest eine Mobilisation und Verdünnung des Fremdmaterials versucht werden. Ansonsten ist in allen Fällen, in denen der/die Fremdkörper nicht sofort vollständig entfernt werden können, folgendes Vorgehen anzuraten:

- in allen Fällen Antibiose mit Breitspektrumantibiotikum, besser nach Antibiogramm, in ausreichend hohen Dosen über mindestens 14 Tage;
- Anregung der Sekretolyse und Sekretomotorik, um die mukoziliäre Clearance zu unterstützen, z. B. mit Bromhexin (Bisolvon®);
- Bronchospasmolyse (häufig sind Reflexbronchospasmen im Fremdkörperbereich), z. B. mit Salbutamol (Sultanol®) oder mit Theophyllin (Euphyllin®).

Die Therapiemaßnahmen, die die Selbstreinigungsmechanismen unterstützen sollen, sind in der Regel über mehrere Wochen durchzuführen. Dabei ist der Patient stets bezüglich einer Verschlechterung (Fieber, reduzierte Futteraufnahme) mit Kontrolle der Leukozyten (auch Differentialblutbild), Röntgenaufnahmen (Abszeßbildung?), evtl. auch Endoskopie im mehrwöchigen Abstand zu kontrollieren. Dagegen ist unter der Therapie die Zunahme der Hustenfrequenz, sofern dieser von feuchter Qualität ist, erwünscht.

Die Prognose für die Wiederherstellung der Lungenfunktion nach einer Fremdkörperaspiration hängt von der Möglichkeit der vollständigen Entfernung des Fremdmaterials ab. Ist dies nicht möglich, evtl. sogar eine Lobektomie erforderlich, so verschlechtert sich dementsprechend auch die Prognose. Abszeß- und Granulombildungen als Folge sind nicht selten.

4.6 Tumoren in den Bronchien und im Lungengewebe

Primäre Lungentumoren spielen bei Hund und Katze im Vergleich zur Häufigkeit der Bronchialkarzinome beim Menschen eine untergeordnete Rolle. Zwar werden vereinzelt Adenokarzinome und Plattenepithelkarzinome (aus Flimmerepithelmetaplasien entstanden) in den Atemwegen angetroffen, doch liegt die Häufigkeit dieser Tumoren bei den Fleischfressern weit hinter den Tumoren anderer Lokalität (Lymphosarkome, Mammatumoren, Hämangioendotheliome, Osteosarkome u. a.) zurück. Die Plattenepithelkarzinome zeigen entsprechend ihrer Natur blumenkohlartiges Wachstum mit Ausbildung von Schleimhautulzera und Ausbildung eines starken Blutgefäßgeflechts. Die Obturation von kleinen Bronchien und Bronchiolen kann verhältnismäßig rasch eintreten. Klinisch besteht in den meisten Fällen keine auffallende respiratorische Symptomatik.

Die Diagnose von Primärtumoren der Lunge ist in der Regel ein Zufallsbefund bei der Auswertung von Röntgenaufnahmen, die aus einem anderen Grund angefertigt wurden (z. B. Wirbelsäulenaufnahmen).

Obwohl jedoch die primären Tumoren eher eine Ausnahme darstellen, ist die Lunge mit ihrem Kapillarsystem häufig der Ort der Ansiedlung von hämatogen und lymphogen abgesiedelten Metastasen maligner Tumoren aus dem ganzen Organismus. Diese Tumoren treten a priori multipel und disseminiert im Interstitium der Lunge auf. Die Atemwege und die beatmeten Lungenbereiche werden nicht sofort, sondern erst ab einer bestimmten Größenausdehnung der Metastasen durch Druck und Verdrängung beeinträchtigt, so daß erst fortgeschrittene Fälle durch Poly- und Dyspnoe sowie mitunter auch Husten auffallen. In diesen Fällen zeigen die Röntgenaufnahmen häufig bereits eine generalisierte Verdichtung der gesamten Lunge mit hirsekorn- bis walnußgroßen wolkigen Verschattungen.

Als Sonderfall der Metastasenansiedlung in der Lunge kann das disseminierte Auftreten von lymphosarkomatösen Veränderungen in der Schleimhaut der Atemwege gelten, da hier die Tumorzellen zwar lympho- und hämatogen ausgebreitet werden, die Prädilektionsstellen für die Ansiedlung, die Lymphfollikel der Schleimhaut, aber vorgegeben sind. Die Veränderungen sind multipel und kleinknotig, nur selten wird das Lumen durch die Veränderungen beeinträchtigt. Damit ist auch die Symptomatik ausgesprochen dezent: Nur geringe Einschränkung der Atemfunktion führt zu leichter Polypnoe (häufig bei der Untersuchung nicht von aufregungsbedingter Polypnoe abgrenzbar) und mildem Hüsteln durch vermehrte Schleimproduktion. Röntgenaufnahmen zeigen keine Hinweise auf Tumoren, da die Veränderungen zu klein sind. Katzen sind von dieser Tumorform häufiger betroffen, die FeLV-Infektion dürfte dabei eine Rolle spielen. Für die Diagnostik spielt die Röntgentechnik die wesentliche Rolle, wobei mit dieser Technik erst Tumoren ab einem Durchmesser von mehr als 1 cm zu erkennen sind. Zur genauen Lokalisierung von Primärtumoren sind dabei Aufnahmen sowohl latero-lateral rechts als auch links anliegend sowie in der zweiten Ebene notwendig. Aus Veränderungen, die auf diese Weise genau eingegrenzt werden können, kann auch (unter Ultraschall- oder Durchleuchtungskontrolle) mittels Feinnadelbiopsie Gewebe für die histologisch-zytologische Untersuchung entnommen werden. Blutuntersuchungen, die Antigene analog den Tumormarkern beim Menschen nachweisen, sind aufgrund der Speziesspezifität der Antikörper nicht anwendbar. Die Bronchoskopie ist nur in einigen wenigen Fällen ein geeignetes Medium, um Tumoren im Respirationstrakt zu definieren. Bronchialkarzinome können trotz ihrer intrabronchialen Lage nur dann erkannt werden, wenn sie in den Stammbronchien oder weit kranial im Bronchialsystem lokalisiert sind. Lymphosarkomatöse Veränderungen beziehen meist die oberen Atemwege und die Trachea ebenfalls ein, so daß hier auch eine Vergrößerung der Lymphfollikel in der Bronchialschleimhaut zu erwarten ist. Hingegen sind bei Metastasen im Interstitium auch bei schon beträchtlicher Ausbreitung kaum Veränderungen in den Bronchien zu erkennen. In Einzelfällen kann hier durch Druck von außerhalb des Röhrensystems eine Einengung des Lumens auftreten. Häufig sind diese Veränderungen zuerst im Bereich der Bifurcatio tracheae (durch Vergrößerung der Bifurkationslymphknoten) zu finden.

Die Zytologie von Sekretionen aus dem Bronchialbereich kann ebenfalls nur bei intrabronchial gelegenen und Tumorzellen ins Lumen abstoßenden Veränderungen zuätzliche Erkenntnisse vermitteln, dann jedoch auch zur Klassifizierung des Tumors beitragen.

Therapeutisch kann bei solitären Lungen- oder Bronchialtumoren eine Lungenlappenresektion mit gutem Erfolg durchgeführt werden. Dieser hängt jedoch davon ab, daß noch keine Metastasen den Resektionsbereich verlassen haben. Lymphosarkomatöse

Veränderungen können im Rahmen einer Chemotherapie ebenfalls bis zu einem gewissen Grad positiv beeinflußt werden. Bei einer Metastasenlunge anderen Ursprungs ist jedoch eine Therapie nicht sinnvoll, die Prognose ist in diesen Fällen infaust.

4.7 Blutungen in den unteren Atemwegen

Spontan auftretende und die Atmung durch ihre Heftigkeit wesentlich beeinträchtigende Blutungen in den Bronchien und im Lungengewebe kommen aufgrund folgender Ursachen vor:

* allgemeine Gerinnungsstörungen (z. B. Cumarinvergiftungen),
* Traumata mit Ruptur von Lungengefäßen (Abb. 19),
* anstrengungsbedingt durch extremen Bluthochdruck (selten),
* iatrogen z. B. durch transbronchiale oder perkutane Biopsie im Rahmen der Diagnostik von Lungenveränderungen.

Die klinischen Symptome bei Blutungen in den unteren Atemwegen spiegeln die Verdrängung der Atemluft durch die Blutflüssigkeit und den aus dieser aufgeschlagenen Schaum wider: Die Pa-

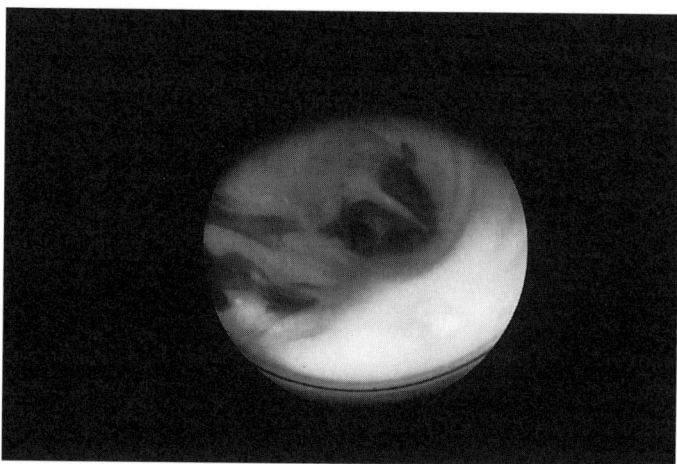

Abb. 19. Blutige Sekretspur aus einem Bronchus 4. Grades der rechten Lunge bei einem Hund (Mischling, weiblich-kastriert, 3 Jahre) nach Thoraxtrauma.

tienten zeigen eine rasch einsetzende Verschlechterung der Atemsituation mit deutlicher bis hochgradiger Poly- und Dyspnoe und feuchtem Hüsteln bei gleichzeitig reduziertem Allgemeinbefinden. Röntgenaufnahmen der Lunge zeigen bisweilen nur einzelne Lappen betreffende, meist jedoch durch die Ausbreitung der Blutflüssigkeit mit der Atmung die gesamte Lunge überziehende, netzartig bis feinwolkig disseminierte Verschattungen. Gleichzeitig ist eine eindeutige Abgrenzung zu der mit ähnlicher Symptomatik einhergehenden Ansammlung von Flüssigkeit (Transsudat, Exsudat, Lymphe, Blut) im Pleuralraum möglich. Die Untersuchung des roten Blutbildes läßt eine gering- bis mittelgradige Erniedrigung des Hämatokrit- und Hämoglobinwertes erkennen.

Aus der Genese ergibt sich das differentialdiagnostische Vorgehen bei Blutungen in den unteren Atemwegen: Der Anamnese sind Hinweise auf vorangegangene Traumen (Unfall, Sturz oder Sprung aus großer Höhe), Zugang zu Ratten- und Mäusegiften (Freiläuferkatzen, Hunde in Parkanlagen, Kellerräumen etc.) oder extreme Belastungen (Windhundrennen) zu entnehmen. Bei Verdacht auf (perforierende) Rippenfrakturen müssen diese mittels Röntgen abgeklärt und entsprechend versorgt werden. Im Labor sollte eine vollständige Gerinnungsdiagnostik eingeleitet werden, wobei nicht nur die relativ am häufigsten vorkommenden Cumarinvergiftungen zu bedenken sind, sondern auch Thrombozytopenien und -pathien, Lebererkrankungen und Störungen der Zellproduktion im Knochenmark. Im Verlauf müssen neben den veränderten Gerinnungsparametern auch Hämatokrit und Hämoglobin kontrolliert werden.

Therapeutisch steht die absolute Ruhigstellung der Patienten im Vordergrund, um ihnen jede unnötige Aufregung zu ersparen und damit die Atmung zu erleichtern. Ein zusätzliches Sauerstoffangebot (nasale Insufflation, O_2-Box) kann lebensrettend sein.

Symptomatisch kann aufgrund der gefäßabdichtenden Wirkung, aber auch zur Stabilisierung der häufig eintretenden Schocksituation, Prednisolon (5–10 mg/kg Körpermasse i. v.) verabreicht werden. Gegen den Schock gerichtet wirkt auch die Dauertropfinfusion von Elektrolytlösungen (30–40 ml/kg in 2 Stunden).

Sobald die ätiologische Diagnose gestellt ist, muß entsprechend behandelt werden:

• bei Gerinnungsstörungen Gabe der entsprechenden gerinnungsfördernden Medikamente (z. B. Vitamin K [Konakion®]; Transfusion von Vollblut [3 ml/kg Körpermasse] oder plättchenreichem Plasma);

• bei Bluthochdruck infolge Überlastung: meist Ruhe ausreichend; evtl. Gabe eines blutdruckregulierenden Medikaments zur Senkung des Vorlastdruckes (z. B. Captopril [Lopirin®]).

Bei intakter Gerinnungsfähigkeit werden die Blutungen meist selbstlimitierend und nicht von lebensbedrohendem Ausmaß sein. Dies gilt auch für iatrogen gesetzte Blutungen bei Biopsien, doch sollte es obligat für jeden diese Maßnahmen durchführenden Untersucher sein, im Vorfeld eine Gerinnungsanalyse des Patienten zu erstellen und für den dennoch eintretenden kritischen Fall eine Bluttransfusion vorbereitet zu haben.

Ohne sekundäre Infektionen wird das Blut aus den Bronchien und Alveolen der Lunge innerhalb weniger Tage über Makrophagen und andere phagozytierende Zellen restlos entfernt. Bleibende Folgeschäden aus einer Lungenblutung sind deshalb nicht zu erwarten.

4.8 Rauchvergiftungen

Bei Rauchvergiftungen ist die Anamnese meist eindeutig: Die Tiere wurden aus brennenden oder durch Schwelbrände mit giftigen Gasen gefüllten Wohnungen oder Gebäuden geholt oder waren aus sonstigem Grund über längere Zeit Rauchgasen ausgesetzt. Das Fell der Patienten trägt oft noch in starkem Maße den typischen Brandgeruch. Damit ist die Diagnostik einfach und kann sich auf die Feststellung der akuten Symptome konzentrieren.

Neben eventuell vorhandenen Brandverletzungen der Haut zeigen alle diese Tiere Symptome des Schocks, ausgelöst durch das Feuer und oft auch durch das In-Panik-Gefangenwerden durch fremde Personen (Feuerwehr, Polizei) und, von Fall zu Fall im Schweregrad variierend, auch eine Schädigung der Atemorgane.

Deren Symptome (Polypnoe, zunehmende Dyspnoe und Zyanose) werden von den Schocksymptomen überlagert und treten selbst oft erst verzögert nach 12 bis 24 Stunden und später durch die Ausbildung eines Larynx- und Lungenödems ein, die auf eine erhöhte Kapillarpermeabilität zurückzuführen ist. Die Schwere der Vergiftung ist erst dann zu beurteilen.

Die Noxen für die Schleimhaut der Atemwege und die Alveolen werden sowohl durch die extreme Hitze der eingeatmeten Gase als auch durch die Zusammensetzung der Rauchgase gesetzt. Neben der Verdrängung des Sauerstoffs durch Kohlenmonoxid aus seiner Bindung am Hämoglobin mit Bildung von Carboxyhämoglobin (CO-Hb) und damit ausgelösten akuten Erstickungssymptomen (Husten, Laryngo- und Bronchospasmus, Atemnot, Zyanose, Bewußtseinstrübung) werden die die Atemwege und Alveolen der Lunge auskleidenden Zellen von Rauchgasen und Rußpartikeln so stark toxisch geschädigt, daß sehr viele von diesen vorzeitig degenerieren und einerseits abgestoßen werden, andererseits aber extrem viel Gewebewasser aufnehmen und damit zu einem akuten generalisierten Lungenödem beitragen (Abb. 20).

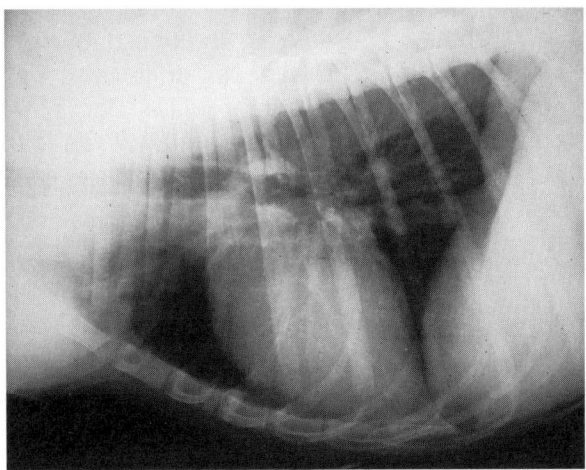

Abb. 20. Röntgenaufnahme eines Hundes (Mischling, männlich, 6 Jahre) mit Rauchvergiftung 24 Stunden nach Exposition. Auffällig sind die wolkigen Stauungserscheinungen im perihilären Bereich sowie die deutlich vermehrte streifig-interstitielle Zeichnung in den Kaudallappen der Lunge.

Gleichzeitig wird der Selbstreinigungsmechanismus der mukoziliären Clearance durch Untergang des Flimmerepithels erheblich in seiner Funktion gestört, so daß sich vermehrt Sekret in den Atemwegen ansammelt, das nicht abtransportiert werden kann. Dies macht die Atemwege sehr anfällig für Sekundärinfektionen, die sich auf dem vorgeschädigten Epithel zu hochakuten Bronchopneumonien entwickeln können. Hierzu trägt auch bei, daß auch die Alveolarmakrophagen durch die toxischen Rauchgase stark in ihrer Funktion als Abwehrzellen eingeschränkt werden. Klinisch fällt in den ersten zwölf Stunden nach Exposition oft nur eine deutliche Polypnoe auf, die jedoch auch durch den vorhandenen Schock erklärt werden kann. Die Röntgenaufnahmen der Lunge sind zu diesem Zeitpunkt noch ohne besonderen Befund. Danach tritt jedoch die oben pathogenetisch beschriebene Ödematisierung der Schleimhaut ein, so daß einerseits klinisch die Dyspnoe erheblich zunimmt, andererseits die Röntgenaufnahmen zunächst ein (peri)bronchiales, dann jedoch zunehmend interstitielles und alveoläres Verschattungsmuster zeigen, das letztlich in das typische Bild eines Lungenödems übergeht. Kommen in den nächsten Tagen bakterielle Sekundärinfektionen hinzu, so kann sich das Röntgenbild entsprechend herdförmig verändern, und es kommen Bronchogramme hinzu. Die Diagnostik sollte sich bei Rauchvergiftungen auf die Ausschöpfung der Mittel der klinischen Untersuchung und des Röntgens beschränken, da die Bronchoskopie und Sekretuntersuchung keine wesentlichen weiteren Erkenntnisse vermitteln und ob der notwendigen Narkose den mitunter schon kritischen Zustand des Patienten noch weiter beeinträchtigen kann.

Die Therapie ist darauf ausgerichtet,

• die Carboxyhämoglobinbildung rückgängig zu machen,
• die Bildung des Lungenödems und
• und Sekundärinfektionen so weit als möglich zu verhindern.

Folgende Maßnahmen müssen ergriffen werden:

• schnellstmögliches Angebot von 100% O_2 in der Atemluft (O_2-Box, Maske, Tracheotubus mit kontrollierter Beatmung), um CO wieder aus seiner Bindung am Hämoglobin zu verdrängen (Halbwertszeit von CO-Hb: 4 Stunden bei Raumluft, 30 Minuten bei 100% O_2). Nach 1 bis 2 Stunden Übergang zu mit O_2 angereicherter Raumluft.

Bei *Lungenödem:*

* Furosemid (Lasix®, Dimazon®),
* evtl. kurzwirksame Glukokortikoide, z. B. Prednisolon 1−2 mg/kg i. v. (Cave! Kann die Abwehrlage der Schleimhaut und die mukoziliäre Clearance weiter negativ beeinträchtigen!).

Bei *Bronchopneumonie* (nicht prophylaktisch anwenden!):

* Breitspektrum-Antibiose.

Die Prognose für eine Rauchvergiftung wird um so schlechter, je stärker das Lungenödem ausgebildet ist und je heftiger sich eine bakterielle Infektion durchsetzt. Auch Tiere, die gleichzeitig Brandverletzungen der Haut aufweisen, haben eine ungünstige Prognose. Treten jedoch keine Komplikationen ein, so wird die Rauchexposition in den meisten Fällen ohne bleibende Schäden für die Atemwege überstanden.

Tabelle 4. Medikamente und deren Dosierungen bei Erkrankungen der tiefen Atemwege

Medikament/ Handelsname	Dosierung	Beschreibung/ Bemerkungen
Acetylcystein (Fluimucil®)	9 mg/kg/Tag auf 3× tägl. per os 15 mg/kg/Tag auf 3× als Inhalation (10–20%ige Lösung, pH 7–9)	Mukolytikum; nicht mit Tetrazyklinen und Cephalosporinen kombinieren; Amoxicillin, Doxycyclin, Erythromycin und Thiamphenicol können gleichzeitig gegeben werden.
Adrenalin (Suprarenin®)	0,1 mg/Katze i. v., i. m., s. c. 1×	Bronchospasmolytikum; nur für den Notfall (Status asthmaticus); Vorsicht! Herzwirkung!
Albendazol (Valbazen®)	100 mg/kg/Tag auf 2× tägl. per os über 5 Tage	Anthelminthikum; wirksam gegen *Filaroides milksi* und *hirthi*
Ambroxol (Mucosolvan®)	6–8 mg/kg/Tag auf 2× tägl. per os	Sekretolytikum; Metabolit von Bromhexin
Ammoniumchlorid (Benadryl® Expectorans)	20–30 mg/kg/Tag per os	Reflexsekretolytikum; geringe therapeutische Breite!
Amoxicillin + Clavulansäure (Synulox®, Duphamox®, Claforan®, Clamoxyl®)	12–25 mg/kg/Tag auf 2× tägl. per os, i. v. oder jeden 2. Tag s. c. (Duphamox®)	Breitspektrumantibiotikum
Amphotericin B (Ampho-Moronal®)	0,5–1 mg/kg in 1%iger Lösung alle 2–3 Tage langsam i. v.	Antimykotikum; nierentoxisch; bei Kombination mit Flucytosin Dosisreduzierung auf 0,5 mg/kg möglich
Ampicillin (Amblosin®, Ampitab® Tabl. u. Trpf., Ampicillin® Sirup)	100 mg/kg/Tag auf 3× tägl. per os, i. v., s. c.	Breitspektrumantibiotikum
Bluttransfusion	3 ml/kg KM	bei starken Blutungen mit deutlichem Abfall des Hämatokrits
Bromhexin (Bisolvon®)	2 mg/kg/Tag auf 2× tägl. per os 1 mg/kg/Tag auf 2× tägl. i. m., i. v.	Sekretolytikum

Tabelle 4. (Fortsetzung)

Medikament/ Handelsname	Dosierung	Beschreibung/ Bemerkungen
Bromhexin + Sulfadiazin (Bisolvonamid®)	entsprechend der Bromhexin-Dosis	Sekretolytikum mit Sulfonamid; potenzierte Anreicherung des Sulfonamids im Bronchialsekret
Cephalexin (Cefaseptin®)	30–50 mg/kg/Tag auf 2× per os	Antibiotikum
Cephalotin®	30–50 mg/kg/Tag auf 2× i.v., s.c.	Antibiotikum
Clenbuterol (Spiropent®mite)	0,8 µg/kg/Tag auf 2× tägl. per os	Bronchospasmolytikum (β_2-Sympathomimetikum)
Diethylcarbamazin (GH 27®, Hetrazan®)	140 mg/kg/Tag auf 2× tägl. per os über 3 Tage	Anthelminthikum; wirksam gegen Crenosoma vulpis
Diphenhydramin (Benadryl® Hustensaft)	4× tägl. 3 ml per os	Antihistaminikum + Bronchospasmolytikum
Doxycyclin (Ronaxan®)	20 mg/kg/Tag auf 2× per os	Antibiotikum; chlamydienwirksam; Vorsicht bei Jungtieren!
Enrofloxacin (Baytril®)	5(–10) mg/kg/Tag auf 2× tägl. per os, s.c., i.v.	Antibiotikum, vorwiegend gramnegatives Spektrum
Erythromycin (Erythrocin®)	20–40 mg/kg auf 2× tägl. per os	Antibiotikum; mykoplasmenwirksam; Anreicherung in Lunge
Fenbendazol (Panacur®)	50 mg/kg/Tag über 3 Tage per os	Breitspektrum-Anthelminthikum; wirksam bei Askariden, Aelurostrongylus abstrusus
Fenoterol (Berotec®)	150–300 µg/kg/Tag auf 3× tägl. per os	Bronchospasmolytikum (β_2-Sympathomimetikum)
Flucytosin (Ancotil®)	Hund: 75–150 mg/kg/Tag auf 3× per os Katze: 90–120 mg/kg/Tag auf 3× tägl. per os	Antimykotikum; lebertoxisch; Kombination mit Amphotericin B möglich
Furosemid (Lasix®, Dimazon®)	1–2 mg/kg/Tag auf 3× tägl. per os, s.c.	Diuretikum; nur kurzzeitig bei ausgeprägtem Bronchialödem! Bei Rauchvergiftungen bis zu 3 mg/kg/Tag.

Tabelle 4. (Fortsetzung)

Medikament/ Handelsname	Dosierung	Beschreibung/ Bemerkungen
Gentamicin (Geraphan®)	4 mg/kg/Tag auf 2× tägl. i.v., s.c., i.m.	Antibiotikum, gram-negatives Spektrum; nierentoxisch, maximal 5 Tage
Guaifenesin (Cejakol®)	siehe Guajakol	Reflexsekretolytikum; Glycerolether von Guajacol
Guajacol (Cejakol®)	8–15 mg/kg/Tag auf 3–4× tägl. per os als Monotherapie; 1–3 mg/kg auf 3–4× tägl. per os mit Bronchospasmolytika	Reflexsekretolytikum
Ketoconazol (Nizoral®)	10–30 mg/kg/Tag auf 3× tägl. per os	Antimykotikum; Einsatzgebiet: Hefepilzinfektionen
Levamisol (Citarin® L)	5 mg/kg/Tag s.c. oder 7,5 mg/kg/Tag an 2 aufeinanderfolgenden Tagen	Anthelminthikum; wirksam gegen Crenosoma vulpis, Aelurostrongylus abstrusus, Angiostrongylus vasorum
Mebendazol (Telmin® KH)	20 mg/kg/Tag an 3–5 aufeinanderfolgenden Tagen per os	Breitspektrum-Anthelminthikum
Methylprednisolon (Depot-Medrate®)	Katze: 2–4 mg/kg i.m. alle 10 bis 30 Tage (Hund: 1–2 mg/kg i.m.; nicht als Dauertherapie!)	Glukokortikoid mit Depotwirkung; bei allergischen Bronchopneumonien, wenn tägliche Tabletteneingabe nicht möglich ist
Oxytetracyclin (Terramycin®)	5–10 mg/kg/Tag auf 2× tägl. i.m., i.v.	Antibiotikum; chlamydienwirksam; Vorsicht bei Jungtieren!
Piperazin (Piperazincitrat®)	150 mg/kg per os	Anthelminthikum; bei Askaridenbefall (Jungtiere)
Prednisolon®	5–10 mg/kg i.v.	Glukokortikoid; Schockdosis bei akuten Blutungen im tiefen Respirationstrakt
Prednisolon®	1–4 mg/kg i.v.	Glukokortikoid; Unterstützung der Bronchospasmolyse; bei toxischen Lungenödemen

Tabelle 4. (Fortsetzung)

Medikament/ Handelsname	Dosierung	Beschreibung/ Bemerkungen
Prednisolon®	2 mg/kg/Tag initial, dann Reduktion auf minimale wirksame Dosis (0,25 – 0,12 mg/kg/Tag oder jeden 2. Tag per os)	Glukokortikoid; bei eosinophilen Broncho- pneumonien; Erhaltungs- dosis, wenn Allergen nicht eliminiert werden kann
Pyrantelpamoat (Banminth®)	Hund: 15 mg/kg per os Katze: 55 mg/kg per os	Anthelminthikum; wirksam gegen Askariden; entspre- chend den Präpatenzzeiten der Parasiten wiederholen!
Salbutamol (Sultanol®)	150 µg/kg/Tag auf 3 – 4× tägl. per os	Bronchspasmolytikum (β_2-Sympathomimetikum)
Spiramycin (Suanovil® Lösung, Suanatem®)	10 – 12 mg/kg/Tag per os, i. m., s. c.	Antibiotikum; mykoplasmenwirksam; Anreicherung in Lunge
Sulfadiazin+Trimethoprim (Tribrissen® 20 + 80)	30 mg/kg/Tag auf 2× tägl. per os	potenziertes Sulfonamid
Sulfadimidin	50 – 100 mg/kg/Tag auf 1× per os, s. c.	Sulfonamid
Sulfadoxin+Trimethoprim (Borgal®, Duoprim®)	60 mg/kg/Tag auf 2× tägl. per os, s. c.	potenziertes Sulfonamid
Terbutalin (Bricanyl®)	150 – 300 µg/kg/Tag auf 3× tägl. per os	Bronchospasmolytikum (β_2-Sympathomimetikum)
Theophyllin (Euphyllin®)	10 – 15 mg/kg/Tag auf 3× tägl. per os 5 mg/kg/Tag auf 3× tägl. i. v.	Bronchospasmolytikum, Sekretomotorikum, geringe diuretische Wirkung
Tylosin (Elanco-M®, Tylosin®)	20 mg/kg/Tag auf 2× tägl. i. m., per os	Antibiotikum; mykoplasmenwirksam; Anreicherung in Lunge
Vitamin K (Konakion®)	initial 10 mg/kg/Tag langsam i. v. oder i. m., dann 5 – 10 Tage 1 mg/kg/Tag i. v. oder per os	Faktor der Blutgerinnung; spezifisches Antidot bei Cumarinvergiftungen; i. v. nur nach Prämedi- kation mit Prednisolon!
Vollelektrolytlösung (Sterofundin®)	100 ml/kg/Tag DTI i. v. oder s. c.	zur Rehydratation bei Ver- weigerung der Nahrungs- und Tränkeaufnahme
Vollelektrolytlösung (Sterofundin®)	20 ml/kg in der 1. Stunde DTI i. v.	Volumenauffüllung in Schocksituationen bei Blutungen

Literatur

Amis TC: Chronic bronchitis in dogs. In Kirk RW (ed): Current Veterinary Therapy IX. Philadelphia, WB Saunders, 1986, 306–312.

Andreasen CB, Rakich PM, Latimer KS: Nasal Exudates and Masses. In Cowell RL, Tyler RD (eds): Diagnostic Cytology of the Dog and Cat. Goleta, American Veterinary Publications, 1989, 47–53.

Aron DN, Crowe DT: Upper airway obstruction: General principles and selected conditions in the dog and cat. Vet Clin North Am: Sm Anim Pract 15: 891, 1985.

Baty CJ, Hardie EM: Pulmonary thromboembolism: diagnosis and treatment. In Kirk RW, Bonagura JD (eds): Current Veterinary Therapy XI. Philadelphia, WB Saunders, 1992, 137–142.

Beck ER, Withrow SJ: Tumors of the canine nasal cavity. Vet Clin North Am: Sm Anim Pract 15: 521, 1985.

Bedford PGC: Diseases of the nose. In Ettinger SJ (ed): Textbook of Veterinary Internal Medicine. Philadelphia, WB Saunders, 1995, 551–567.

Bemis, DA: Bordetella and mycoplasma respiratory infections in dogs and cats. Vet Clin North Am: Sm Anim Pract 22: 1173, 1992.

Boch J, Supperer R: Veterinärmedizinische Parasitologie. Berlin, P Parey, 1983.

Boothe DM, McKiernan BC: Respiratory therapeutics. Vet Clin North Am: Sm Anim Pract 22, 1231, 1992.

Braund KG, et al.: Laryngeal paralysis in immature and mature dogs as one sign of a more diffuse polyneuropathy. JAVMA 194: 1735, 1989.

Brayley KA, Ettinger SJ: Diseases of the trachea. In Ettinger SJ (ed): Textbook of Veterinary Internal Medicine. Philadelphia, WB Saunders, 1995, 754–766.

Chung KF, et al.: Antigen-induced airway hyperresponsiveness and pulmonary inflammation in allergic dogs. J Appl Physiol 58: 1347, 1985.

Clercx C, et al.: Tuberculosis in dogs: a case report and review of the literature. J Am Anim Hosp Assoc 28: 207, 1992.

Court MH, et al.: Inhalation therapy. Vet Clin North Am: Sm Anim Pract 15, 1041, 1985.

Cowell RL, Tyler RD, Baldwin CJ: Transtracheal and Bronchial Washes. In Cowell RL, Tyler RD (eds): Diagnostic Cytology of the Dog and Cat. Goleta, American Veterinary Publications, 1989, 167–177.

Coyne BC, Finland RB: Hypoplastic trachea in the dog: 103 cases (1974–1990). Proc Ann Mgt Am Coll Vet Surg, 1991.

Dye JA: Feline bronchopulmonary disease. Vet Clin North Am: Sm Anim Pract 22: 1187, 1992.

Dye JA, Moise NS: Feline bronchial disease. In Kirk RW and Bonagura JD (eds): Current Veterinary Therapy XI. Phildadelphia, WB Saunders, 1992, 803–811.

Edwards DF, et al.: Primary ciliary dyskinesia in the dog. Prob Vet Med 4: 291, 1992.

Ettinger SJ, Barrett KA: Coughing. In Ettinger SJ (ed): Textbook of Veterinary Internal Medicine. Philadelphia, WB Saunders, 1995, 57–60.

Fenner WR (Hrsg): Kleintierkrankheiten. Gustav Fischer Verlag, Jena–Stuttgart, 1994.

Finland RB: Clinical and pathologic effects of spiral and total ring prothesis applied to the cervical and thoracic portions of the trachea of dogs. Am J Vet Res 50: 2168, 1989.

Ford RB: Endoscopy of the lower respiratory tract of the dog and cat. In Tams TR (ed): Small Animal Endoscopy. St. Louis, Mosby-Year Book, 1990, 309–325.

Ford RB, Vaden SL: Canine infectious tracheobronchitis. In Greene CE (ed): Infectious Diseases of the Dog and Cat. Philadelphia, WB Saundders, 1990, 259–265.

Freudiger U, Grünbaum EG, Schimke E (Hrsg): Klinik der Hundekrankheiten. 2. Aufl. Gustav Fischer Verlag, Jena–Stuttgart, 1993.

Frevert CW, Warner AE: Respiratory distress resulting from acute lung injury in the veterinary patient. J Vet Intern Med 6: 154, 1992.

Frigas E, Gleich GJ: The eosinophil and the pathophysiology of asthma. J Allergy Clin Immunol 77: 527, 1986.

Gaber CE, et al.: Laryngeal paralysis in dogs: A review of 23 cases. JAVMA 186: 377, 1985.

Gram WD, et al.: Feline hypertrophic osteopathy associated with pulmonary carcinoma. J Am Anim Hosp Assoc 26: 425, 1990.

Greene CE, Appel MJ: Canine distemper. In Greene CE (ed): Infectious

Diseases of the Dog and Cat. Philadelphia, WB Saunders, 1990, 226–241.

Greene CE, Kunkle GA: Mycobacterial infections. In Greene CE (ed): Infectious Diseases of the Dog and Cat. Philadelphia, WB Saunders, 1990, 558–572.

Harvey CE: Therapeutic strategies involving antimicrobial treatment of the upper respiratory tract in small animals. JAVMA 185: 1159, 1984.

Hawkins EC: Tracheal wash and bronchoalveolar lavage in the management of respiratory disease. In Kirk RW (ed): Current Veterinary Therapy XI. Philadelphia, WB Saunders, 1992, 795–800.

Hawkins EC: Diseases of the lower respiratory system. In Ettinger SJ (ed): Textbook of Veterinary Internal Medicine. Philadelphia, WB Saunders, 1995, 767–811.

Hawkins EC, DeNicola DB: Cytologic analysis of tracheal wash specimens and bronchoalveolar lavage fluid in the diagnosis of mycotic infections in dogs. JAVMA 197: 79, 1990.

Hirsch DC: Bacteriology of the lower respiratory tract. In Kirk RW (ed): Current Veterinary Therapy IX. Philadelphia, WB Saunders, 1986, 247–250.

Hoffmann WE, Wellman ML: Tracheobronchial cytology. In Kirk RW (ed): Current Veterinary Therapy IX. Philadelphia, WB Saunders, 1986, 243–247.

King LG, Hendricks JC: Clinical pulmonary function tests. In Ettinger SJ (ed): Textbook of Veterinary Internal Medicine. Philadelphia, WB Saunders, 1995, 738–754.

Lang J, et al.: Sensitivity of radiographic detection of lung metastases in the dog. Vet Radiol 27: 74, 1986.

Legendre AM: Systemic mycotic infections of dogs and cats. In Scott FW (ed): Contemporary Issues in Small Animal Practice. Vol 3: Infectious Diseases. New York, Churchill Livingstone, 1986, 29–53.

Löscher W, Ungemach FR, Kroker R: Grundlagen der Pharmakotherapie bei Haus- und Nutztieren. Berlin, P Parey, 1994.

Lotti U, Niebauer GW: Tracheobronchial foreign bodies of plant origin in 153 hunting dogs. Comp Contin Ed 14: 900, 1992.

McKiernan BC: Current uses and hazards of bronchodilator therapy. In Kirk RW and Bonagura JD (eds): Current Veterinary Therapy XI. Philadelphia, WB Saunders, 1992, 660–668.

McKiernan BC: Sneezing and nasal discharge. In Ettinger SJ (ed): Textbook of Veterinary Internal Medicine. Philadelphia, WB Saunders, 1995, 79–85.

154   Literatur

Mehlhaff CJ, Mooney S: Primary pulmonary neoplasia in the dog and cat. Vet Clin North Am: Sm Anim Pract 15: 1061, 1985.

Miller PE, et al.: Feline blastomycosis: a report of three cases and literature review (1961–1988). J Am Anim Hosp Assoc 26: 417, 1990.

Moise NS: Viral respiratory diseases. Vet Clin North Am: Sm Anim Pract 15: 919, 1985.

Moise NS, et al.: Clinical, radiographic, and bronchial cytologic features of cats with bronchial disease: 65 cases (1980–1986), JAVMA 194: 1467, 1989.

Morrison WB, et al.: Primary ciliary dyskinesia in the dog. J Vet Intern Med 1: 67, 1987.

Neer TM, et al.: Eosinophilic pulmonary granulomatosis in two dogs and literature review. J Am Anim Hosp Assoc 22: 593, 1986.

O'Brien JA, Hendricks JC: Inherited laryngeal paralysis. Analysis in the Husky cross. Vet Quart 8: 301, 1986.

Padrid PA, et al.: Canine chronic bronchitis. J Vet Intern Med 4: 172, 1990.

Padrid PA, et al.: Cytologic, microbiologic, and biochemical analysis of bronchoalveolar lavage fluid obtained from 24 healthy cats. Am J Vet Res 52: 1300, 1991.

Pascoe PJ: Short-term ventilatory support. In Kirk RW (ed): Current Veterinary Therapy IX. Philadelphia, WB Saunders, 1986, 269–277.

Preuter JC, Sherding RG: Canine chronic bronchitis. Vet Clin North Am: Sm Anim Pract 15: 1085, 1985.

Roudebush P: Mycotic pneumonias. Vet Clin North Am: Sm Anim Pract 15: 949, 1985.

Saik JE, et al.: Canine and feline laryngeal neoplasia; A 10-year survey. JAAHA 22: 359, 1986.

Schmidt V, Horzinek MCh (Hrsg): Krankheiten der Katze. Bd. 1 und 2. Gustav Fischer Verlag, Jena–Stuttgart, 1992/1993.

Schwendenwein I: Selektive Labordiagnostik nichtinfektiöser Erkrankungen (Hund–Katze–Pferd). Gustav Fischer Verlag, Jena–Stuttgart, 1995.

Sharp NJH, Sullivan M: Use of ketoconazole in treatment of canine nasal aspergillosis. JAVMA 194: 782, 1989.

Sharp NJH, Harvey CE, Sullivan M: Canine nasal aspergillosis and penicillosis. Comp Contin Ed 13: 41, 1991.

Stann SE, Bauer TG: Respiratory tract tumors. Vet Clin North Am: Sm Anim Pract 15: 535, 1985.

Suter PF: Lower airway and pulmonary parenchymal disease. In Suter PF (ed): Thoracic Radiography. Wettswil, Switzerland, Peter F. Suter, 1984, 517–682.

Tams TR: Aspiration pneumonia and complications of inhalation of smoke and toxic gases. Vet Clin North Am: Sm Anim Pract 15: 971, 1985.

Tams TR: Pneumonia. In Kirk RW (ed): Current Veterinary Therapy X. Philadelphia, WB Saunders, 1989, 376–384.

Thayer GW, Robinson SK: Bacterial bronchopneumonia in the dog: a review of 42 cases. J Am Anim Hosp Assoc 20: 731, 1984.

Thrusfield MV, et al.: A field investigation of kennel cough: incubation period and clinical signs. J Small Anim Pract 32: 215, 1991.

Thrusfield MV, et al.: A field investigation of kennel cough: efficacy of different treatments. J Small Anim Pract 32: 455, 1991.

Tizard I: Veterinary Immunology: An Introduction. Philadelphia, WB Saunders, 1987, 337–355.

Turnwald GH: Dyspnea and Tachypnea. In Ettinger SJ (ed): Textbook of Veterinary Internal Medicine. Philadelphia, WB Saunders, 1995, 61–64.

van Bree H, Kelch G, Thiele S (Hrsg): Minimal-invasive Chirurgie beim Kleintier. Gustav Fischer Verlag, Jena–Stuttgart, 1996.

Venker van Haagen AJ: Otoscopy, rhinoscopy and bronchoscopy in small animal clinics. Vet Quart 7: 222, 1985.

Venker van Haagen AJ, et al.: Continuous electromyographic recordings of pharyngeal muscle activity in normal and previously denervated muscles in dogs. Am J Vet Res 50: 1725, 1989.

Venker van Haagen AJ: Diseases of the larynx. Vet Clin North Am: Sm Anim Pract 22: 1155, 1992.

Venker van Haagen AJ: Diseases of the throat. In Ettinger SJ (ed): Textbook of Veterinary Internal Medicine. Philadelphia, WB Saunders, 1995, 567–575.

White RAS: Unilateral arytenoid lateralisation: An assessment of technique and long term results in 62 dogs with laryngeal paralysis. J Small Anim Pract 30: 543, 1989.

Willard MD, et al.: Diagnosis of Aelurostrongylus abstrusus and Dirofilaria immitis infections in cats from a humane shelter. JAVMA 192: 913, 1988.

Withrow SJ: Tumors of the respiratory system. In Withrow SJ, MacEwen EG (eds): Clinical Veterinary Oncology. Philadelphia, JB Lippincott, 1989, 215–233.

Sachregister